Zoé Unakim

Thymusdrüse

Zoé Unakim

Thymusdrüse

Herz-Lotus

Trainerverlag

Imprint
Any brand names and product names mentioned in this book are subject to trademark, brand or patent protection and are trademarks or registered trademarks of their respective holders. The use of brand names, product names, common names, trade names, product descriptions etc. even without a particular marking in this work is in no way to be construed to mean that such names may be regarded as unrestricted in respect of trademark and brand protection legislation and could thus be used by anyone.

Cover image: www.ingimage.com

Publisher:
Der Trainerverlag
is a trademark of
International Book Market Service Ltd., member of OmniScriptum Publishing Group
17 Meldrum Street, Beau Bassin 71504, Mauritius
Printed at: see last page
ISBN: 978-620-0-76931-2

Inhaltsverzeichnis:

I. Thymus:[1]

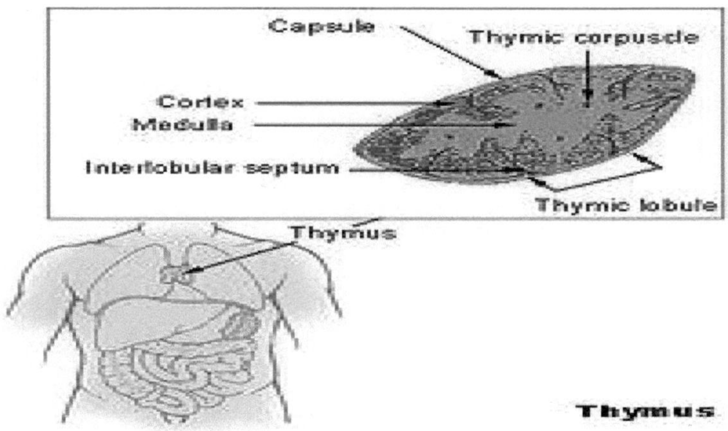

Lage und (grobes) Schema des Thymus.

Der **Thymus** (latinisiert von altgriechisch θυμός *Thymos*, deutsch ‚Lebenskraft') oder das **Bries** ist eine Drüse des lymphatischen Systems von Wirbeltieren und somit Teil des Immunsystems. Das Organ befindet sich bei Säugetieren kopfwärts (kranial) des Herzens im Mittelfell hinter dem Brustbein. Bei einigen Säugetieren (z. B. Paarhufer, Meerschweinchen) erstreckt es sich über den gesamten Hals, bei Vögeln ist es ausschließlich im Halsbereich ausgebildet. Mit dem Eintritt in die Geschlechtsreife bildet sich das Organ physiologisch zurück (Involution).

Der Thymus prägt als lymphatisches Organ die spezifische Abwehr aus, namentlich die T-Lymphozyten. Die volkstümliche Bezeichnung

[1] Vgl. https://de.wikipedia.org/wiki/Thymus

„Wachstumsdrüse“ ist dahingehend korrekt, dass das Organ nur in der Phase des heranwachsenden Organismus auftritt, mit dem Körperwachstum an sich ist es jedoch nicht assoziiert.

Aufbau und Funktion

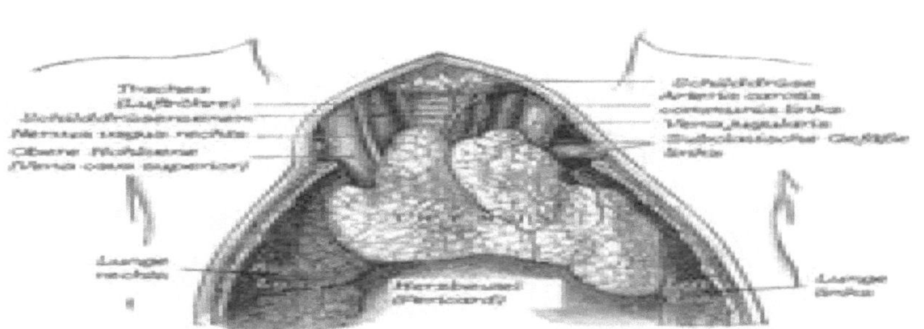

Der Thymus am reifen menschlichen Fetus in situ.

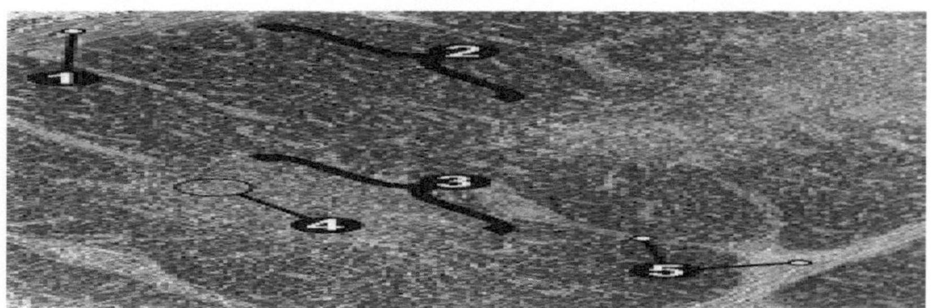

Feinbau des menschlichen Thymus: Organkapsel (1), Thymusrinde (2), Thymusmark (3), Hassall-Körperchen (4), Bindegewebssepten (5).

Der Thymus des Menschen ist ein zweilappiges Organ, wobei bei Neugeborenen jeder Lappen ca. 6 cm lang und 2 cm breit ist. Im Kleinkindalter wächst der Thymus noch etwas, bis zur Pubertät behält er seine Größe, danach wird sein Gewebe mehr und mehr durch funktionsloses Fettgewebe ersetzt (→ Involution). Bei den übrigen Säugetieren unterscheidet man einen paarigen Halslappen (*Lobus cervicalis*), einen Übergangsteil (*Isthmus*) und einen unpaarigen Brustlappen (*Lobus thoracicus*). Bei Vögeln sind beidseits entlang des Halses mehrere kleine Thymuslappen ausgebildet.

Im Gegensatz zu den übrigen lymphatischen Organen, die ausschließlich aus dem Mesoderm hervorgehen, entwickelt sich der Thymus aus dem Meso-, dem Ento- und dem Ektoderm und wird daher als lymphoepitheliales Organ bezeichnet. Histologisch lassen sich im Thymus Läppchen (*Lobuli thymici*) mit *Rinde* und *Mark* unterscheiden. Besonders im Thymusmark befinden sich beim Menschen und den meisten anderen Wirbeltieren die für das lymphatische Gewebe des Thymus typischen Hassall-Körperchen.

Im Thymus werden Thymozyten (Prä-T-Lymphozyten) in T-Lymphozyten (Syn. T-Zellen) umgewandelt. Die T-Lymphozyten-Vorläufer wandern aus dem Knochenmark über die Blutbahn in die Läppchenrinde ein. Sie durchlaufen das Läppchen von außen nach innen und machen dabei eine Reifung durch.

Zunächst entstehen durch zufällige Rekombination Lymphozyten gegen alle möglichen Zielmoleküle. Eine Blut-Thymus-Schranke verhindert den Kontakt zu körperfremden Antigenen. Jene Klone von Lymphozyten, die körpereigene MHC-Moleküle erkennen können und damit funktionstüchtig sind, werden dann vermehrt – alle anderen Klone werden in den programmierten

Zelltod geschickt (*positive Selektion*). Das Erkennen der körpereigenen MHC-Moleküle in Kombination mit körperfremden Antigenen löst später die spezifische Immunabwehr aus. In einem zweiten Schritt werden jene T-Lymphozyten, die gegen körpereigene Antigene gerichtet sind und deshalb körpereigene Zellen attackieren würden, durch programmierten Zelltod aussortiert (*negative Selektion*). Dadurch haben T-Lymphozyten eine Selbsttoleranz gegenüber körpereigenem Gewebe, greifen dieses also nicht an. Vom Thymus wandern die ausdifferenzierten T-Lymphozyten über das Blut in die sekundären lymphatischen Organe, wo sie sich bei Bedarf, das heißt, wenn ein entsprechendes Antigen in den Körper eingedrungen ist, vermehren.

Da der Thymus der Primärentwicklung der T-Lymphozyten dient, wird er zusammen mit dem Bursaäquivalenten Organ als primäres oder zentrales lymphatisches Organ bezeichnet.

Involution

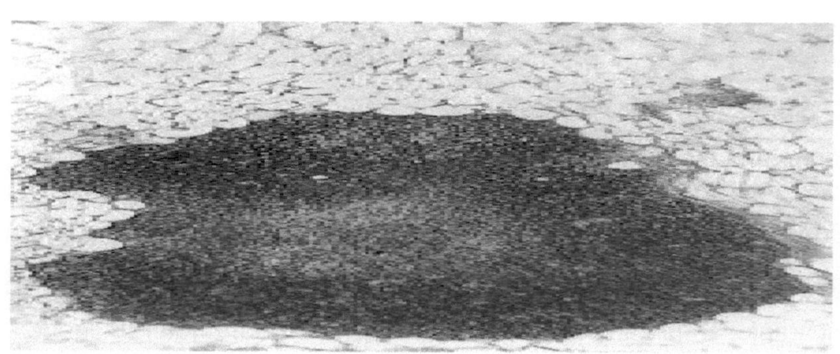

Retrosternaler Fettkörper: Reste von Thymusgewebe, umgeben von Fettzellen (Mensch, HOPA-Färbung, Objektiv 56x)

Nach der Ausbildung eines umfangreichen Reservoirs an gegen spezifische Antigene gerichteten T-Lymphozyten ist der Thymus nicht mehr notwendig, denn die Vermehrung der einzelnen T-Lymphozyten-Klone erfolgt, falls entsprechende Antigene in den Körper gelangen, in den T-Lymphozyten-Regionen der sekundären lymphatischen Organe (z. B. Paracortex im Lymphknoten, PALS der Milz). Mit Einsetzen der Pubertät bildet sich der Thymus zurück (*Involution*), so dass bei Erwachsenen nur noch ein *Thymusrestkörper* – beim Menschen auch als *retrosternaler Fettkörper* bezeichnet – übrig bleibt, der hauptsächlich aus Fettgewebe besteht.

Die vollständige Rückbildung des Thymus ist ein wesentlicher Faktor für die Immunoseneszenz.[1]

Thymektomie

Eine Entfernung des Thymus (*Thymektomie*) bei Föten oder sehr jungen Tieren oder Menschen führt dazu, dass kein funktionierendes Immunsystem aufgebaut werden kann, denn T-Lymphozyten spielen darin eine zentrale Rolle. Indikationen für eine Thymektomie beim erwachsenen Patienten sind unter anderem ein Thymom sowie Myasthenia gravis, bei der eine Entfernung des Thymus unter bestimmten Voraussetzungen den Krankheitsverlauf positiv beeinflussen kann.

Thymuspeptide

Aus dem Thymus können verschiedene Peptide isoliert werden wie Thymomodulin, Thymostimulin (TP-1), Thymopentin (TP-5),

Thymus-Serum-Faktor (*thymic humoral factor*, THF) und Thymosine (z. B. Thymosin α1, Thymosin β4).

Einige Peptide werden zurzeit als Wirkstoffe auf ihre Heilwirkung untersucht. Andere, wie beispielsweise das Thymosin α1, sind mittlerweile in vielen Ländern der Welt als Arzneimittelwirkstoff zugelassen und befinden sich in der therapeutischen Anwendung. Eine Metastudie zeigte, dass Tumortherapien mit Thymuspeptiden kaum positive Effekte auf den Krankheitsverlauf zeigen, lediglich für Thymosin α1 zeigten sich im Trend verlängerte Überlebensraten.[2]

Thymus als Lebensmittel

Der Thymus des Kalbs und des Lamms wird als *Kalbsbries* oder *Milken* (schweizerisch) beziehungsweise *Lammbries* als Spezialität angeboten.

Literatur

- Uwe Gille: *Herz-Kreislauf- und Abwehrsystem, Angiologia.* In: F.-V. Salomon u. a. (Hrsg.): *Anatomie für die Tiermedizin.* 2. Auflage. Enke-Verlag, Stuttgart 2008, ISBN 978-3-8304-1075-1, S. 404–463.
- D. D. Taub, D. L. Longo: *Insights into thymic aging and regeneration.* In: *Immunological Reviews.* Band 205, Juni 2005, S. 72–93, ISSN 0105-2896. doi:10.1111/j.0105-2896.2005.00275.x. PMID 15882346. (Review).
- Klaus Hans Bayer: „Die Zelltherapie“, (unter besonderer Berücksichtigung des Thymus). 4. Auflage. Ultrus-Verlag, Freiburg im Breisgau 2011, ISBN 978-3-927059-82-5.

Weblinks

Commons: Thymus (organ) – Album mit Bildern, Videos und Audiodateien

Einzelnachweise

1. ↑ Donald B. Palmer: *The Effect of Age on Thymic Function.* In: *Frontiers in Immunology.* 4, 2013, S. , doi:10.3389/fimmu.2013.00316.
2. ↑ E. Wolf u. a.: *Thymic peptides for treatment of cancer patients.* In: *Cochrane Database Syst Rev.* 2011 Feb 16;(2):CD003993. PMID 21328265

II. Der Thymus:[2]

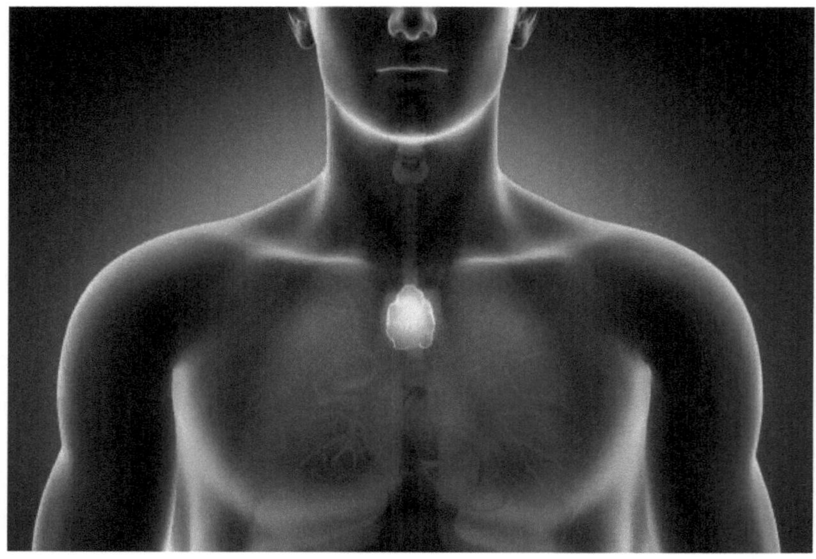

Die meisten Menschen kennen den Thymus nur als Kalbsbries von der Speisekarte. Doch für unser Immunsystem spielt er eine sehr wichtige Rolle: Im Thymus "lernen" unsere weißen Blutkörperchen, fremde Zellen zu erkennen und zu zerstören.

Wie sieht der Thymus aus und wo liegt er genau?

Der Thymus wird auch **Thymusdrüse** oder **Bries** genannt. Es liegt in unserem Brustkorb direkt hinter dem Brustbein oberhalb des Herzbeutels (Perikard) und reicht etwa vom Ansatz der Schlüsselbeine bis zum vierten Rippenpaar. Mit seinen lediglich ca. 40 g ist er ein Leichtgewicht unter den Organen.

---

2 Vgl. https://www.gesundheit.de/krankheiten/druesen-und-hormone/thymus/der-thymus-die-berufsschule-fuer-die-koerperpolizei

Der Thymus wurde erstmalig im 16. Jahrhundert von Berengario de Carpi beschrieben, einem großen Anatomen der damaligen Zeit, der in Rom, Padua und Bologna lehrte.

Die Thymusdrüse besteht aus einem linken und einem rechten Lappen, die von einer Bindegewebekapsel umgeben sind. Von dieser ziehen Septen (ein Art Trennwände) in das Innere und teilen einzelne Läppchen ab (Lobuli thymi). Die Läppchen zeigen eine hellere Markzone (Medulla), die von einer dunkleren Rinde (Kortex) umgeben wird. In der Medulla findet man die Hasall-Körperchen, die charakteristisch für den Thymus sind. Hauptsächlich in der Rinde sind sogenannte Thymuslymphozyten (auch Thymozyten) eingelagert, die für unsere Immunabwehr so wichtig sind.

Welche Funktionen hat der Thymus?

Im klassischen Altertum wurde der Thymus noch als Sitz der Seele angesehen. Sein Name wird abgeleitet von dem griechischen Wort thymos (Lebensenergie). Mittlerweile wissen wir, dass seine Hauptaufgabe in der Entwicklung des Immunsystems besteht. Deshalb wird die Thymusdrüse genau wie das Knochenmark als **primäres lymphatisches Organ** bezeichnet.

Die Stammzellen – das sind Zellen, deren Funktion zwar feststeht, die sich aber noch entwickeln müssen – wandern aus dem Knochenmark über die Blutbahn in den Thymus ein und reifen dort zu T-Lymphozyten oder T-Zellen (T = Thymus) heran – dieser Vorgang wird als Prägung bezeichnet. Die Stammzellen durchlaufen die Thymus-Läppchen von außen nach innen.

Dabei "lernen" sie, körpereigene von körperfremden Antigenen, also Strukturen auf der Oberfläche von Zellen, zu unterscheiden. Das ist wichtig, damit die T-Lymphozyten später Bakterien, Viren, Parasiten oder auch Tumorzellen erkennen und zerstören, die körpereigenen Zellen aber verschonen. Der Thymus ist für die Abwehrzellen also eine Art Schule, in der sie zu fertigen "Körperpolizisten" ausgebildet werden.

Nach der Prägung wandern die T-Zellen vom Thymus in die Lymphknoten und warten dort auf ihren Einsatz. Jeder T-Lymphozyt ist auf ein ganz bestimmtes Antigen spezialisiert. Sobald er dieses bei einem Eindringling erkennt, vermehrt sich dieser T-Lymphozyt, er wird sozusagen "geklont". Dann werden die körperfremden Zellen zerstört und so z.B. eine Infektion abgewehrt. Der Thymus wird zu Recht auch Thymusdrüse genannt: Er produziert die Hormone Thymosin, Thymopoetin I und II, die für das Heranreifen der T-Lymphozyten wichtig sind.

Der Thymus verändert sich im Lauf des Lebens

Beim Neugeborenen ist jeder Lappen des Thymus etwa 5 cm lang und 2 cm breit. Bis zur Pubertät wächst das Organ noch etwas, bis es ca. 40 g wiegt.

Im Laufe des weiteren Lebens schrumpft die Thymusdrüse dann und das lymphatische Gewebe wird größtenteils durch Fettgewebe ersetzt – diesen Prozess nennt man Involution. Mark- und Rindengewebe nehmen ab und auch die Zahl der Hasall-

Körperchen reduziert sich. Die Aufgaben des Thymus übernehmen dann sekundäre lymphatische Organe wie Lymphknoten oder Milz.

Noch Anfang des 20. Jahrhunderts wurde die Involution des Thymus für die Alterungsprozesse des Menschen verantwortlich gemacht – eine Hypothese, die sich so nicht bestätigen ließ.

Mehr zum Thema: https://www.gesundheit.de/krankheiten/druesen-und-hormone/thymus/der-thymus-die-berufsschule-fuer-die-koerperpolizei

III. Krankheiten:

Der Thymus – Krankheiten und Thymus[3]

Der Thymus wird mit verschiedenen Krankheiten in Verbindung gebracht. Aber welche Krankheiten stehen im Zusammenhang mit dem Thymus? Zu nennen sind hier das Thymom, die Autoimmunkrankheit Myasthenia gravis, das Di-George-Syndrom sowie die Multiple Sklerose. Im Folgenden stellen wir Ihnen die Krankheiten näher vor.

Thymom: Tumor am Thymus

Selten tritt ein Tumor am Thymus auf, ein sogenanntes Thymom. Die meisten Thymome wachsen sehr langsam, nur das maligne Thymom (Thymuskarzinom) wächst rasch. Wenn der Tumor größer wird, kann er verstärkt auf benachbarte Strukturen wie die Luftröhre oder die Bronchien drücken.

Häufig treten im Zusammenhang mit Thymomen Autoimmunkrankheiten wie die **Myasthenia gravis** auf. Der Thymus muss dann operativ entfernt werden (Thymektomie), was bei Kindern Auswirkungen auf das Immunsystem haben kann, das noch nicht vollständig ausgebildet ist.

Myasthenia gravis

Diese Autoimmunkrankheit schwächt die quer gestreiften Muskeln. Betroffen sind vor allem die Augenlider und die äußeren

---

3 Vgl. https://www.gesundheit.de/krankheiten/druesen-und-hormone/thymus/der-thymus-krankheiten-und-thymus

Augenmuskeln (Auftreten von Doppelbildern) sowie die Kau- und Rachenmuskulatur (Kau- und Schluckstörungen). Typisch ist, dass sich die Beschwerden bei Belastung verschlimmern. Bei einer myasthenischen Krise kann auch die Atemmuskulatur beeinträchtigt sein und Atemnot auftreten.

Es wird vermutet, dass der Thymus bei der Entstehung der Myasthenia gravis eine wichtige Rolle spielt, denn er ist bei vielen Betroffenen vergrößert. In manchen Fällen beeinflusst deshalb die operative Entfernung des Thymus den Krankheitsverlauf positiv. Auch ein Thymom kann eine Myasthenia gravis hervorrufen, indem es jene Autoantikörper produziert, die den eigenen Körper angreifen.

Di-George-Syndrom

Bei dieser angeborenen Krankheit liegt ein Fehler auf dem Chromosom 22 bzw. 10 vor. Neben zum Beispiel Herzfehlern haben Kinder mit dieser Krankheit entweder nur eine schwach ausgebildete (Thymushypoplasie) oder gar keine Thymusdrüse (Thymusaplasie). Die T-Zellen können nicht heranreifen, deswegen ist das Immunsystem geschwächt. Je nachdem, wie stark das Syndrom ausgeprägt ist, sind die Kinder etwas anfälliger für Infektionskrankheiten oder ihnen ständig ausgeliefert.

In solchen Fällen wird versucht, reife T-Zellen von einem passenden Spender (zum Beispiel einem Geschwister) zu übertragen. In Amerika testet man eine neue Therapieform, bei der Thymusgewebe von einem anderen Menschen transplantiert wird.

Multiple Sklerose

Multiple Sklerose (MS) ist eine schwerwiegende Autoimmunkrankheit, bei der die Immunzellen gesundes Nervengewebe angreifen und zerstören. Sie beruht auf einem Fehler in der Immunabwehr, die eigentlich nur körperfremde Zellen vernichten soll. Und zwar sorgen sogenannte regulatorische T-Zellen normalerweise dafür, dass unser Immunsystem körpereigene Zellen erkennt und verschont.

Bei MS-Patienten ist der Thymus anscheinend nicht in der Lage, ausreichend neue regulatorische T-Zellen zu produzieren. Dieser Mangel wird durch die Vermehrung älterer T-Zellen kompensiert, die aber nicht mehr so wirksam sind und den Angriff auf die körpereigenen Nervenzellen nicht verhindern können.

IV. Organ:[4]

Der **Thymus** spielt als primäres Organ des lymphatischen Systems eine bedeutende Rolle für das menschliche Immunsystem. Innerhalb des Thymus reifen die für die erworbene Immunabwehr verantwortlichen T-Lymphozyten.

Was ist der Thymus?

Als **Thymus** wird ein aus zwei asymmetrisch geformten Lappen bestehendes Organ bezeichnet, das sich im vorderen Mediastinum (Mittelfell) hinter dem Sternum (Brustbein) befindet.

Das Organ geht am Ende des ersten Embryonalmonats aus dem Entoderm (Epithel der zweiten und dritten Schlundtasche) hervor und wächst insbesondere im Kindesalter bis zum Eintreten der Geschlechtsreife zu einer Größe von etwa 35 bis 50 g heran. Anschließend findet eine Rückbildung und Umwandlung der Thymuszellen in funktionsloses Fettgewebe statt (sogenannte Thymusinvolution), so dass das Thymusgewebe bei der Mehrzahl der Erwachsenen makroskopisch nicht mehr abgegrenzt werden kann.

Da der Thymus anders als die übrigen lymphatischen Organe (u.a. Peyer-Plaques, Milz) nicht ausschließlich aus dem Mesoderm (mittleres Keimblatt), sondern aus allen drei Keimblättern hervorgeht, wird dieser auch als lymphoepitheliales Organ bezeichnet wird.

---

[4] Vgl. https://medlexi.de/Thymus

Anatomie & Aufbau

Der **Thymus** befindet sich im vorderen Mediastinum hinter dem Sternum und ist von einer Organkapsel, die aus kollagenem Bindegewebe gebildet wird, umgeben.

Das lymphoepitheliale Organ gliedert sich in zwei asymmetrische Läppchen, die von einem zentralen Markstrang durchzogen werden und eine Rindenzone aufweisen. Das Grundgerüst des Thymus ist ein Netz, das aus radial (sternenförmig) verzweigten und über Zytoplasmafortsätze miteinander verknüpften epithelialen Zellen besteht. Die epithelialen Zellen bilden wiederum in der Markzone Zellstränge sowie kugelige Zellhaufen, die sogenannten Hassall-Körperchen, und lagern sich an der Oberfläche der Läppchen epithelartig zusammen.

Während in der Rindenzone unzählige Lymphozyten eingelagert sind, die sich dort entwickeln und differenzieren, befinden sich in der Markzone neben reifen T-Lymphozyten in erster Linie Makrophagen und Epithelzellen. Die arterielle Versorgung des Organs wird in erster Linie durch die Rami thymici, die aus der Arteria thoracica interna hervorgeht, gewährleistet, während die Venae thymicae den venösen Abfluss sicherstellt.

Funktion & Aufgaben

Die vorrangige Funktion des **Thymus** besteht als primäres Organ des lymphatischen Systems in der Entwicklung und Ausdifferenzierung der für die adaptive (erworbene) und zellvermittelte Immunität zuständigen T-Lymphozyten.

Bereits während der Fetalzeit bzw. Fetogenese lagern sich aus dem Knochenmark Lymphozyten in den Thymus ein, wo sie ihre immunologische Prägung erhalten. Hierzu werden von den retikulären oder epithelialen Zellen des Thymus endokrin sogenannte Thymusfaktoren bzw. -hormone gebildet. Diese Polypeptide (u.a. Thymopoietin I und II, Thymosin) stimulieren die Differenzierung der Thymozyten (aus dem Knochenmark stammende und im Thymus eingelagerte pluripotente Stammzellen) zu reifen T-Lymphozyten.

Während der Ausreifung zu T-Lymphozyten blockiert die Blut-Thymus-Schranke den Kontakt mit körpereigenen Antigenen. Die ausgereiften T-Lymphozyten wandern anschließend über den Blutkreislauf in die sekundären lymphatischen Organe. Zudem beeinflusst der Thymus das Körperwachstum sowie den Knochenstoffwechsel.

Im Anschluss an die Pubertät verliert der Thymus im Rahmen der Involution sukzessiv seine Funktion, indem das Parenchym (organspezifisches Gewebe) allmählich durch Fettgewebe ersetzt wird. Eine Differenzierung zwischen Rinden- und Markzone sowie eine Abgrenzung der Läppchen ist in aller Regel dann nicht mehr möglich.

Krankheiten & Beschwerden

Der **Thymus** kann von unterschiedlichen Beeinträchtigungen, insbesondere pathologischen Veränderungen, betroffen sein. So kann beispielsweise bei einer Thymusaplasie zwar die Anlage zur

Entwicklung des Thymus vorhanden sein, sich dieser aber nicht ausbilden.

Diese fehlende Thymusentwicklung kann zu ausgeprägten Immundefekten führen und im Rahmen des DiGeorge-Syndroms und anderen Chromopathien sowie der Retinoid-Embryopathie, Ataxia teleangiectatica (Louis-Bar-Syndrom) und dem Wiskott-Aldrich-Syndrom beobachtet werden. Vor allem im frühen Säuglingsalter kann oftmals eine sich spontan zurückbildende hyperplastische Thymusvergrößerung festgestellt werden, die mit mechanischen Verdrängungsphänomenen an den benachbarten Organen, insbesondere an der Trachea (Luftröhre) und den Bronchien, einhergehen und entsprechend zu Atemnot führen kann.

Zudem kann eine retardierte Entwicklung mit Ausbildung eines verkleinerten Thymus (Thymushypoplasie) infolge einer mangelnden Entwicklung und Ausreifung von T-Lymphozyten schwere Immundefizienzen mit ausgeprägten Infekten sowie eine erhöhte Infektanfälligkeit bedingen. Darüber hinaus kann vom Thymus eine Tumorerkrankung (Thymom bzw. Thymuskarzinom) ausgehen, von welcher Frauen in aller Regel häufiger betroffen sind und die mit einem inspiratorischen Stridor sowie einer Dyspnoe und Dysphagie infolge der Kompression der intrathorakalen Organe einhergeht.

Etwa ein Fünftel dieser tumoralen Erkrankungen des Thymus können zudem mit einer Myasthenia gravis pseudoparalytica (schwere autoimmunologische Erkrankung der Skelettmuskulatur) assoziiert werden.

Quellen

- Benninghoff/Drenckhahn: Anatomie. Urban & Fischer, München 2008
- Faller, A. et al.: Der Körper des Menschen. Thieme, Stuttgart 2008
- Gerok, W., Huber, C., Meinertz, T., Zeidler, H. (Hrsg.): Die innere Medizin – Referenzwerk für den Facharzt. Schattauer, Stuttgart 2007

V. Bries:[5]

Synonyme: *Bries,* *"Thymusdrüse"*
***Englisch**: thymus*

1 Definition

Der **Thymus** ist ein primäres lymphatisches Organ, das im oberen Mediastinum liegt. Er sorgt für die Proliferation und Reifung von T-Lymphozyten.

2 Anatomie

2.1 Makroskopie

Der Thymus besteht aus zwei asymmetrischen Lappen, die miteinander in Verbindung stehen. Er liegt im oberen vorderen Mediastinum und reicht vom Oberrand des Sternums bis zum Knorpel der 4. Rippe. Der Thymus liegt vor der Aorta, der Vena cava superior, den Venae brachiocephalicae und dem Herzbeutel.

Angaben zum Volumen und Gewicht des Thymus variieren in der Literatur. Häufig wird angegeben, dass der Thymus beim Neugeborenen ca. 10-15 g wiegt und in der Pubertät einen Höhepunkt von 35-50 g erreicht. Davon abweichend findet man in der Literatur auch folgende Angaben:[1]

- Ende 1. Lebensjahr: Maximum mit Volumen von 27 cm^3 und 27 g
- Jugendalter: 21 cm^3 und 21 g
- hohes Alter: 20 cm^3 und 18 g

[5] Vgl. https://flexikon.doccheck.com/de/Thymus

Mit zunehmendem Alter verfettet der Thymus (Thymusinvolution) und bildet sich im Laufe der Jahre zunehmend zurück, so dass er beim Erwachsenen makroskopisch meist nicht mehr klar abgegrenzt werden kann (Thymusfettkörper). Der Anteil der Rinde nimmt bis zum 40. Lebensjahr linear ab, anschließend zeigt sich nur noch ein geringer Abfall. Selbst im hohen Alter sind jedoch Reste von Mark und Rinde erkennbar.

Entsprechend der histologischen Entwicklung des Thymus unterscheidet man zwischen drei Stadien:

- Thymus epithelialis (Embryo)
- Thymus lymphaticus (Geburt bis zur Pubertät)
- Thymus adiposus bzw. Corpus adiposum retrosternale (nach der Pubertät bzw. Erwachsenenalter)

Verschiedene Hormone haben einen Einfluss auf das Thymuswachstum: Androgene und Östrogene wirken hemmend, Somatotropin wirkt fördernd. Weiterhin senken Glukokortikoide die Zahl der Thymuszellen und das Thymusvolumen.

2.2 Gefäßversorgung

Die arterielle Versorgung des Thymus erfolgt über die Rami thymici aus der Arteria thoracica interna und der Arteria thyroidea inferior. Das venöse Blut fließt übe die Venae thymicae in die Venae brachiocephalicae.

Die arteriellen Äste dringen über Bindegewebssepten in die Mark-Rinden-Grenze vor, verzweigen sich dort und versorgen sowohl das Mark als auch die Rinde. In diesem Bereich finden sich Hochendothelvenolen, die der Diapedese von Lymphozyten dienen. Während die Kapillaren im Markbereich für Fremdantigene permeabel sind, findet sich in der Rinde die sogenannte Blut-Thymus-Schranke. Sie wird aus dem Endothel der Gefäßwände, der perivaskulären Bindegewebshülle sowie einer Schicht aus Thymusepithelzellen gebildet. Ihre funktionelle Bedeutung ist noch nicht abschließend geklärt.

2.3 Lymphgefäße

Der Thymus enthält keine afferenten Lymphbahnen. Die efferenten Bahnen verlaufen vom Mark üer Bindegewebssepten zu den mediastinalen Lymphknoten. Somit können reife Lymphozyten nicht nur über Blutgefäße, sondern auch über Lymphgefäße den Thymus verlassen.

2.4 Innervation

Der Thymus wird sympathisch (Halsganglien des Truncus sympathicus) sowie über den Nervus laryngeus recurrens des Nervus vagus parasympathisch innerviert. Diese vegetative Nervenfasern dringen über Bindegewebssepten zu den Blutgefäßen, lymphatischen Zellen und Thymusepithelzellen vor. Sie vermitteln wahrscheinlich neuroimmunologische Effekte.

3 Histologie

Der Thymus ist von einer Organkapsel aus kollagenem Bindegewebe umgeben. Im fetalen Thymus ist die Gliederung in Rinde und Mark deutlich erkennbar. Die dunklere Rindenzone ist von speziellen Epithelzellen, den Ammenzellen, geprägt sowie von dicht gelagerten, unreifen Lymphozyten (Thymozyten), die sich hier differenzieren. Die Rinde ist durch Einstülpungen der Organkapsel in Pseudoläppchen gegliedert.

Im helleren Mark befinden sich reife T-Lymphozyten, Makrophagen, Mastzellen, interdigitierende dendritische Zellen, Fibroblasten und Epithelzellen. Letztere lagern sich häufig zwiebelschalenartig aneinander und bilden so die sog. Hassall-Körperchen. Diese Strukturen spielen vermutlich für die Differenzierung von regulatorischen T-Zellen eine Rolle.

Die Thymusepithelzellen werden entsprechend ihrer Lokalisation in kortikale (cTECs) und medulläre Thymusepithelzellen (mTECs) differenziert. Aufgrund ihrer netzartigen Anordnung nennt man sie auch retikuläre Epithelzellen (RECs). Sie haben sehr heterogene Eigenschaften, die genau auf die komplexen Abläufe der T-Zell-Reifung abgestimmt sind. Insgesamt werden bis zu 6 Typen von Thymusepithelzellen unterschieden, wobei sie z.T. unterschiedliche Differenzierungsstadien darstellen. Durch das Vorliegen von Epithelzellen und Lymphozyten wird der Thymus auch als lymphoepitheliales Organ bezeichnet.

Im Bereich des kortikomedullären Übergangs finden sich vereinzelt auch (meist quergestreifte) Muskelzellen, die als Myoidzellen bezeichnet weden. Ihre Funktion ist derzeit (2020) unklar.

Merkhilfe

"Helles Mark, und dunkle Rinde - gibt's im Thymus, von 'nem Kinde.

In Pseudoläppchen unterteilt: das Mark, in dem Hassall verweilt. Im Epithele - groß und hell - bildet aus: die Ammenzell'!"

4 Embryologie

Der Thymus entwickelt sich sowohl aus dem Endoderm der 3. und 4. Schlundtasche sowie teilweise aus dem Ektoderm der 3. Schlundfurche. Die Organkapsel sowie die Gefäße sind mesodermalen Ursprungs.

Die paarigen, schlauchartigen Aussackungen (Primordialthymus) wandern in der 4. Embryonalwoche nach kaudal und verlieren in der 6. Woche die Verbindung zur Schlundtasche. Die beiden Anteile legen sich aneinander, ohne zu verschmelzen. Dabei kann versprengtes Gewebe zwischen den Halseingeweiden verbleiben (zervikale Nebenthymi).

Bis zur 8. Embryonalwoche besteht die Thymusanlage nur aus Epithelzellen. Anschließend wandern lymphozytäre Vorläuferzellen ein, die dem Dottersack, der fetalen Leber und postnatal dem Knochenmark entstammen. Im weiteren Verlauf wird der embryonale Thymus von sog. ektomesenchymalen Zellen umgeben, die der Neuralleiste entstammen und somit auch ektodermalen Ursprungs sind. Die Mesenchymzellen sind mitverantwortlich für die weitere Proliferation und Differenzierung der Epithelzellen.

Die Differenzierung in Rinde und Mark beginnt in der 12. Entwicklungswoche und ist in der 17. Woche abgeschlossen. Die Epithelzellen des Kortex sind endodermalen Ursprungs, die medullären Thymusepithelzellen und eine direkt unter der Organkapsel liegende Zellschicht entstammen dem Ektoderm.

5 Funktion

Der Thymus dient der Ausreifung und Differenzierung der T-Lymphozyten sowie der Elimination unbrauchbarer T-Zellen. Während der Fetalzeit wandern Lymphozyten aus dem Knochenmark in den Thymus ein und erhalten hier durch Interaktion mit Thymusepithelzellen ihre immunologische Prägung. Dieser Prozess wird als Thymopoese bezeichnet. Hier finden zwei Selektionsschritte statt:

- Positive Selektion: Unter positiver Selektion versteht man die Selektion von Thymozyten durch kortikale Thymusepithelzellen. Sie präsentieren Peptide im Komplex mit MHC-Molekülen auf ihrer Oberfläche und erkennen, mit welcher Affinität die noch unreifen T-Zellen an diese Peptid/MHC-Komplexe binden. Bei Erkennung einer mittleren Affinität wird ein positives Wachstumssignal generiert, welches das Überleben der betreffenden Zellen sichert. Je nachdem, ob MHC-Klasse-I- oder MHC-Klasse-II-Komplexe erkannt werden, entstehen dabei CD8+ oder CD4+-T-Zellen. Alle anderen Thymozyten, die nicht oder mit zu geringer Affinität binden, erhalten keine Wachstumssignale und verenden durch "death by neglect".

- Negative Selektion: Positiv selektierte Thymozyten, die *körpereigene* Peptide binden, werden im Rahmen der negativen Selektion apoptotisch abgebaut. Dabei spielt der Transkriptionsfaktor AIRE sowie Makrophagen, dendritische Zellen und medulläre Thymusepithelzellen eine entscheidende Rolle.

Bei den Selektionsabläufen sterben mehr als 90 % der T-Zellen. Der Rest verlässt den Thymus als *naive T-Lymphozyten*, die zu diesem Zeitpunkt noch keinen Kontakt zu Antigenen hatten. Sie wandern über das Blut in die sekundär lymphatischen Organe (Milz, Lymphknoten, Tonsillen, MALT) und stehen dort in den T-Zell-Regionen im Dienste der Immunabwehr. Die Blut-Thymus-Schranke in der Rinde soll während der Ausreifung den Kontakt zu körperfremden Antigenen verhindern.

Für die Reifung der T-Zellen entscheidend sind:

- enger Zellkontakt und Interaktion zwischen Epithelzellen und T-Zellen durch Interleukine und Chemokine
- Gewebehormone, die vom Thymusepithel gebildet werden: Thymomodulin, Thymostimulin (TP-1), Thymopentin (TP-5), Thymus-Serum-Faktor (THF) und Thymosine (z.B. Thymosin α1, Thymosin β4)

Anfangs sind sind die Prä-T-Zellen CD4- und CD8-negativ. Die Zellen "durchwandern" die einzelnen Schichten des Thymus und differenzieren sich zunehmend. Im Bereich der kortikomedullären Grenze tragen die Thymozyten sowohl das CD4- als auch das CD8-Antigen. Nach der Selektion enthalten die T-Zellen nur eines der beiden Oberflächenantigene und verlassen die Thymusmedulla.

siehe auch: Thymopoese

6 Klinik

6.1 Erkrankungen

Zu den Erkrankungen des Thymus zählen unter anderem:

- Aplasie (i.R. des DiGeorge-Syndroms)
- Thymusdysplasie
- Thymushyperplasie, Thymushypoplasie
- Thymitis
- Thymom, Thymuskarzinom
- Myasthenia gravis

6.2 Pharmakologie

Die therapeutische Wirkung der vom Thymus gebildeten Peptidhormone ist zur Zeit (2020) Gegenstand der klinischen Forschung.

7 Quellen

1. Hochspringen↥ Benninghoff, Drenckhahn: Anatomie Band 2, 16. Auflage 2004, Elsevier: Urban & Fischer

VI. Thymusdrüse:[6]

Der **Thymus** (Thymusdrüse, Bries) ist ein wichtiger Teil des Immunsystems. Im Thymus bekommen bestimmte weißen Blutkörperchen (Lymphozyten) ihre immunologische Prägung, gleichzeitig wird auch die Reifung krankheitsbekämpfender T-Zellen durch Thymushormone stimuliert. Die Thymusdrüse ist nur in der Kindheit und Jugendzeit aktiv. Lesen Sie hier alles über den Thymus und seine Funktion als „Schule der Körperpolizei".

Was ist der Thymus?

Der Thymus spielt für das menschliche Immunsystem eine bedeutende Rolle. In diesem kleinen Organ lernt ein Teil der weißen Blutkörperchen (T-Lymphozyten oder T-Zellen) fremde Zellen zu erkennen und anzugreifen. Dafür werden die Immunzellen hier so geprägt, dass sie körpereigene Oberflächenstrukturen (Antigene) von zum Beispiel Bakterien oder Viren von körperfremden Antigenen unterscheiden können. Dies ist wichtig, um zu verhindern, die Immunzellen den eigenen Körper angreifen und sogenannte Autoimmunkrankheiten entstehen.

Der Thymus besteht aus einem rechten und einem linken Lappen, die beide von einer bindegewebigen Kapsel umgeben werden. Von dieser Kapsel ziehen Bindegewebsstränge durch die Lappen und unterteilen den Thymus in viele kleine Läppchen, die man Lobuli thymi nennt. Jedes Läppchen besteht aus einer hellen Markzone (Medulla), umgeben von einer dunkleren Rinde (Kortex).

[6] Vgl. https://www.netdoktor.de/anatomie/thymus/

In der Markzone der Thymusdrüse finden sich die charakteristischen Hassall-Körperchen. Sie sind vor allem optisch unter dem Mikroskop gut zu erkennen. Die Hassall-Körperchen bestehen wahrscheinlich aus zusammengelagerten Deckgewebszellen (Epithelzellen) und sehen durch diese Schichtung aus wie kleine Zwiebeln. Ihre Funktion ist noch nicht geklärt, man vermutet aber, dass sie bei der Reifung der Immunzellen behilflich sind.

Wandel der Thymusdrüse

Der Thymus ist nicht das ganze Leben lang gleichermaßen aktiv: Bereits vor der Geburt beginnt die Thymusdrüse ihre Arbeit mit der Produktion und Ausreifung von T-Lymphozyten.

Beim Neugeborenen ist der Thymus cicra fünf Zentimeter lang und zwei Zentimeter breit. Im Laufe der Kindheit bis hin zur Pubertät erreicht der Thymus sein maximales Gewicht von 35 bis 50 Gramm. Ab der Geschlechtsreife schrumpft die Thymusdrüse. Funktion und Gewebe verändern sich. Im Alter findet man dort überwiegend Fett- und Bindegewebe, das Gewicht reduziert sich auf etwa drei Gramm. Diesen Vorgang nennt man Thymusinvolution. Der größte Teil der Ausbildung der Immunzellen ist aber bereits vorher abgeschlossen.

Nach seiner Rückbildung übernehmen die sekundären lymphatischen Organe (Lymphknoten, Milz) die Aufgaben des Thymus.

Welche Funktion hat der Thymus?

Der Thymus wird gemeinsam mit dem Knochenmark als primäres lymphatisches Organ bezeichnet. Das bedeutet: In Thymus und Knochenmark entwickelt sich das Immunsystem und reift heran.

Dazu durchlaufen die Immunzellen mehrere Stationen:

Knochenmark

Aus dem Knochenmark wandern „multipotente Stammzellen" aus, es handelt sich um Vorläuferzellen, deren grundsätzliche Funktion zwar schon feststeht, die Entwicklung ist aber noch nicht abgeschlossen.

Über die Blutbahn gelangen diese Zellen in den Thymus. Um die Prägung und Differenzierung zu erhalten, müssen die Vorläuferzellen (Thymozyten) den Thymus von der Rinde her bis in die Markregion durchwandern, um dann als T-Lymphozyten wieder in die Blutbahn entlassen zu werden.

Prägung der Immunzellen

Die Prägung läuft in drei Schritten ab. Anschließend werden diejenigen Zellen aussortiert, die nicht richtig oder nicht gut genug „geschult" wurden. Dabei werden über 90 Prozent der geprägten Zellen eliminiert.

Am Ende der Prägung und der Selektion haben die verbleibenden T-Lymphozyten gelernt, körpereigenes von körperfremden Gewebe zu unterschieden, indem sie die Oberflächenstrukturen entsprechend erkennen. Sie können später Bakterien, Viren, Parasiten oder Tumorzellen identifizieren und angreifen, körpereigene Zellen werden verschont.

Umlagerung in die Lymphknoten

Nach ihrer „Schulung“ werden die T-Lymphozyten wieder ins Blut entlassen und kommen so in die Lymphknoten. Dort warten sie auf ihren Einsatz. Erkennt eine T-Zelle ihr ganz spezielles Oberflächenmolekül bei einem Eindringling, vermehrt sich diese T-Zelle. Gemeinsam greifen die Klone etwa Bakterien an. So wird eine Infektion abgewehrt.

Thymusdrüse: Hormon-Produktion

Warum heißt dieses Organ auch Thymusdrüse? Funktion des Thymus als Drüse ist auch die Herstellung von Thymosin, Thymopoetin I und II. Diese Hormone spielen eine Rolle bei der Reifung und Differenzierung der T-Lymphozyten im Thymus.

Wo befindet sich der Thymus?

Der Thymus liegt im Brustkorb, direkt mittig hinter dem oberen Drittel des Brustbeins (Sternum). Er befindet sich oberhalb des Herzbeutels im Mittelfell (Mediastinum) und reicht etwa vom Ansatz der Schlüsselbeine bis zum vierten Rippenpaar. Durch seine Lage über dem Herzbeutel, sitzt der Thymus auf den großen Gefäßen des Herzens, der Hauptschlagader (Aorta) und der oberen Hohlvene (Vena cava superior). Seitlich wird der Thymus vom Rippenfell und den Lungen begrenzt.

Welche Probleme kann der Thymus verursachen?

Durch den komplexen Aufbau des Thymus kann es häufiger zu Anomalien kommen. Das bedeutet aber nicht unbedingt, dass seine Funktion beeinträchtigt ist. Wenn, dann spielt eine Beinträchtigung vor allem in jungen Jahren eine Rolle, wenn der Thymus aktiv ist.

Es gibt beispielsweise angeborene Störungen, bei denen der Thymus gar nicht (Thymusaplasie) oder nur teilweise ausgebildet wird. Diese Entwicklungsstörung kann zu ausgeprägten Immundefekten mit hoher Infektanfälligkeit führen. Oft ist die Thymusaplasie auch Begleiterscheinung von anderen erblich bedingten Defekten, wie etwa das DiGeorge-Syndrom, Retinoid-Embryopathie, Louis-Bar-Syndrom oder Wiskott-Aldrich-Syndrom.

Besonders im frühen Säuglingsalter kann es passieren, dass sich der Thymus vergrößert (Persistierende Thymushyperplasie) und auf die Luftröhre drückt, sodass es zu Atemschwierigkeiten kommt. Meist bildet sich das aber spontan zurück.

Der Thymus scheint ebenfalls bei einer bestimmten schweren autoimmunologischen Erkrankung der Skelettmuskulatur (Myasthenia gravis pseudoparalytica) eine Rolle zu spielen – bei vielen Patienten ist hier der Thymus ebenfalls vergrößert

Im **Thymus** kann sich auch ein Abszess bilden. Durch eine Infektion mit Eiterbildung kapselt sich dabei ein Abszess ab. Ebenfalls möglich ist es, dass sich gutartige (Thymome) oder bösartige Tumoren (Thymuskarzinome) entwickeln.

VII. Abwehr:

Was ist die Thymusdrüse?[7]

Die Thymusdrüse wird auch als Gehirn der körpereigenen Abwehr oder als Schule der T-Lymphozyten bezeichnet. Ihre größte Rolle spielt sie während der Kindheit. Beim Erwachsenen verliert das Organ, das hinter dem Brustbein lokalisiert ist, an Größe und Bedeutung. Wofür die Thymusdrüse gut ist, erfahren Sie hier.

Blutpolizisten unterwegs

Das lymphatische System, zu dem die Thymusdrüse gehört, verteilt sich über den ganzen Körper. Es steht in engem Zusammenhang mit dem Immunsystem und dem Knochenmark. Dort werden die T- und die B-Lymphozyten gebildet, Abwehrzellen, die im Blutkreislauf zirkulieren und körperfremde Erreger vernichten.

Damit die T-Lymphozyten ihre Aufgabe verrichten können, müssen sie zuerst in der Thymusdrüse "lernen", zwischen körpereigenen und fremden Zellen zu unterscheiden. Folglich ist die Thymusdrüse ganz wesentlich am Aufbau des Immunsystems beteiligt. Bis zur Pubertät wächst sie. Später nimmt ihre Masse beträchtlich ab, und ihr lymphatisches Gewebe wird durch Fettgewebe ersetzt.

---

[7] Vgl. https://www.gesundheit.de/wissen/haetten-sie-es-gewusst/medizinische-begriffe/was-ist-die-thymusdruese

Thymusdrüse klopfen soll beleben

Auf die Thymusdrüse zu klopfen, soll angeblich helfen, wieder an Energie zu gewinnen, wenn man sich kraftlos, müde oder erschöpft fühlt.

Gehen Sie so vor, dass Sie vorsichtig mit der Faust gegen den Uhrzeigersinn auf die Mitte des Brustkorbes klopfen. Klopfen Sie circa zehn bis zwölf Mal auf den Brustkorb. Falls möglich, kann leichtes Summen das Klopfen unterstützen. Dann sollte zu spüren sein, wie die Energie und Kraft im Körper wieder erwacht und ein entspannendes Gefühl aufkommt.

VIII. Aktivierung:

Thymusdrüse aktivieren: Das steckt dahinter[8]

Die Thymusdrüse ist ein Organ, das vor allem in Kindheit und Jugend arbeitet. Was dahinter steckt, wenn manche Menschen davon sprechen die Drüse zu aktivieren, erfahren Sie in diesem Artikel.

Thymusdrüse aktivieren - geht das?

Der Thymus ist ein wichtiger Teil unseres Immunsystems. Die Drüse liegt hinter dem Brustbein. Dort wird in Kindheit und Jugend die Basis für eine gesunde Immunabwehr gelegt: Die T-Lymphozyten (T-Zellen) lernen hier, körpereigene von körperfremden Strukturen zu unterscheiden. Nur so können Sie später Eindringlinge angreifen und Krankheiten abwehren.

- Die Thymusdrüse nimmt bereits vor der Geburt ihre Arbeit auf und bildet T-Zellen. Sie wächst bis zur Pubertät und erreicht ein Maximalgewicht von 50 Gramm.
- Danach beginnt der Thymus, sich stark zurückzubilden. Die Ausbildung der Immunabwehr-Zellen ist zu diesem Zeitpunkt so gut wie abgeschlossen. Das Lymphsystem und die Milz übernehmen die Aufgaben der Drüse.
- Wegen seiner Funktion wird der Thymus auch "Schule der Körperpolizei" genannt. Die Durchfallquote ist hoch: 90 Prozent der

---

[8] Vgl. https://praxistipps.focus.de/thymusdruese-aktivieren-das-steckt-dahinter_116672

Zellen, die den Thymus durchlaufen werden vernichtet, weil sie nicht richtig bzw. zu wenig geschult wurden.

- Die Abwehrzellen werden im Knochenmark gebildet. Nachdem Sie den Thymus erfolgreich durchlaufen haben, gelangen sie in den Blutkreislauf und nehmen dort ihre Arbeit auf.

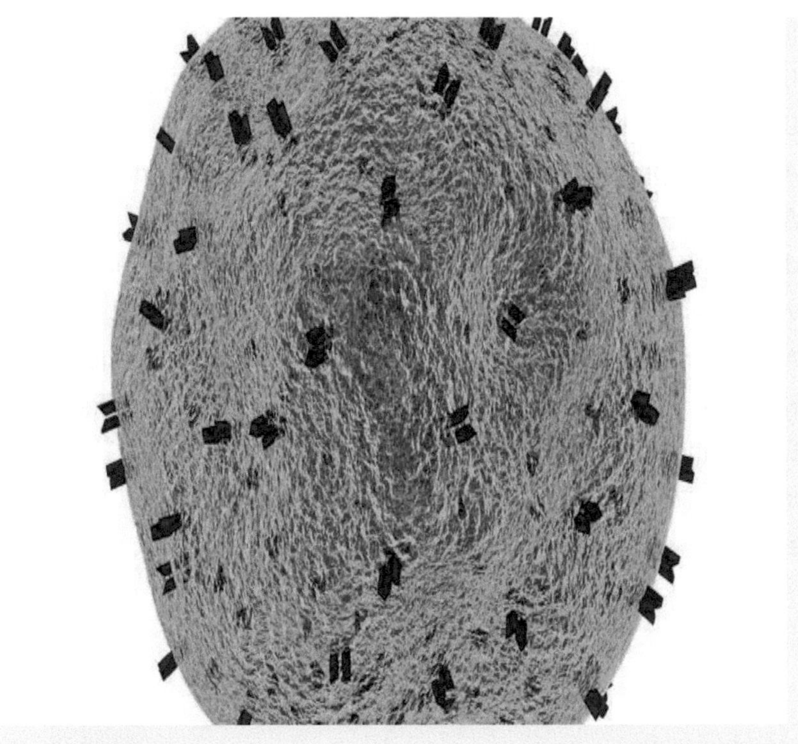

Nahaufnahme einer T-Zelle: Wissenschaftlich erwiesen ist lediglich, dass Thymusdrüsen die Abwehr-Zellen aktivieren. In der "Schule der Körperpolizei" wird das Immunsystem geprägt.

Reaktivierung nach Rückbildung?

Manche Menschen sprechen davon, die Thymusdrüse zu aktivieren. Das soll z. B. entspannend wirken, neue Energie bereitstellen und alte Emotionen lösen. Es ist jedoch wichtig zu betonen, dass dies eher auf Naturheilkunde-Glauben beruht und **in klinischen Studien nicht belegt** ist.

- Im energetischen System zählt der Thymus zum Herz-Chakra. Dieses steht im Zentrum aller anderen Chakren.
- Durch Klopfen soll die Drüse aktiviert werden. Vertreter dieser Ansicht empfehlen eine aufrechte sitzende oder stehende Haltung.
- Anwender klopfen nun sanft für etwa eine halbe Minute direkt über dem Thymus auf das Brustbein. Leises Summen soll die Wirkung verstärken.
- Anhänger der Methode beschreiben z. B. Gähnen, angenehmes Kribbeln oder Seufzen als Zeichen der sich einstellenden Entspannung und des Glücksgefühls.
- Individuelle Klopftechniken sind möglich und stellen sich auf Dauer ein, so Anwender der Technik.

IX. Klopfen:

Thymusdrüse klopfen – so einfach tanken Sie neue Kraft und Energie![9]

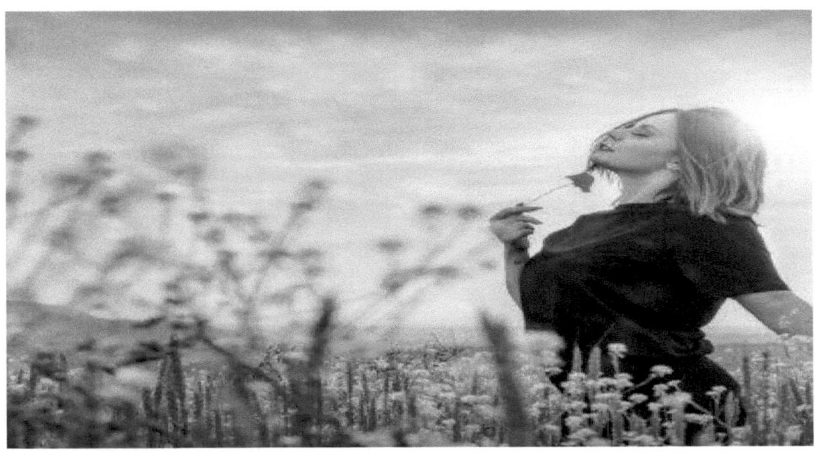

Corona-Krise, Stress im Büro, Herbstblues... unsere Körper und Psyche sind zurzeit so oft echt überfordert. Das alles kostet uns natürlich viel Kraft und Energie. Wir versuchen uns zusammenzureißen und alles so gut wie möglich zu erledigen. Dabei gelangen wir oft bis an unsere Grenzen und brauchen mal wieder einen frischen Energieschub. Es gibt zum Glück zahlreiche Methoden und Strategien, die uns dabei effektvoll unterstützen können wie bestimmte Sportarten, Entspannungstechniken, Yoga, Atemübungen, Meditation usw. Heute verraten wir Ihnen eine weitere, ganz einfache Methode oder besser gesagt einen kleinen Trick, der Ihnen helfen kann, sich in wenigen Minuten wieder viel munter und entspannter zu fühlen. Es heißt Thymusdrüse klopfen.

---

[9] Vgl. https://freshideen.com/gesundheit/thymusdruese-klopfen-so-einfach-tanken-sie-neue-kraft-und-energie.html

Was für eine Drüse diese ist, wo sie sich befindet und wie geht dieses Klopfen, erfahren Sie weiter unten.

Laden Sie sich mit neuer Energie auf durch das Thymusdrüse Klopfen!

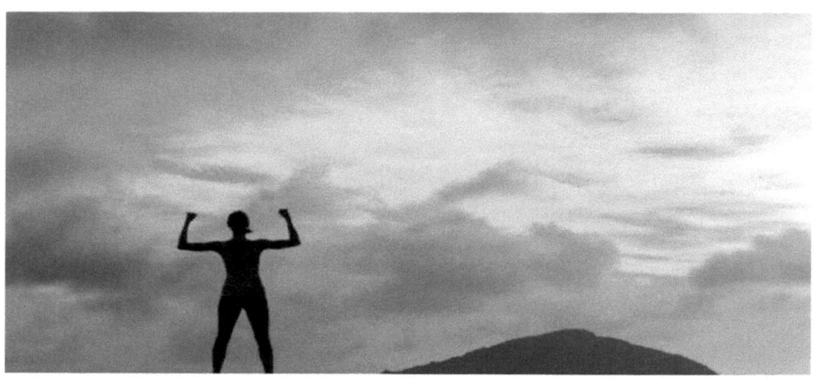

Was ist die Thymusdrüse?

Diese kleine Drüse befindet sich hinter dem Brustbein, genauer gesagt im oberen Drittel davon. Die Thymusdrüse ist besonders in der Kindheit fürs Wachstum und das Aufbauen des Immunsystems ganz wichtig und in dieser Periode auch viel größer. Im Laufe der Zeit schrumpft die Drüse und hat keine Rolle mehr für unser Wachstum, ist aber weiterhin wichtig für unser Immunsystem.

Denn genau da werden Hormone gebildet, welche für die Bildung von T-Lymphozyten, den sogenannten T-Zellen verantwortlich sind. Diese spielen wiederum eine wesentliche Rolle für unsere Immunabwehr, indem sie Bakterien, Viren und andere Krankheitserreger erkennen und bekämpfen.

Außerdem ist die Thymusdrüse sehr wichtig für unseren Energiekreislauf. Man kann sagen, dass diese unsere Lebensenergie steuert. Nicht umsonst wird die Drüse ausgerechnet so genannt. Auf Griechisch bedeutet „thymos“ nämlich Energie des Lebens.

Die kleine Drüse hat große Bedeutung für unser Wohlbefinden und unsere Gesundheit

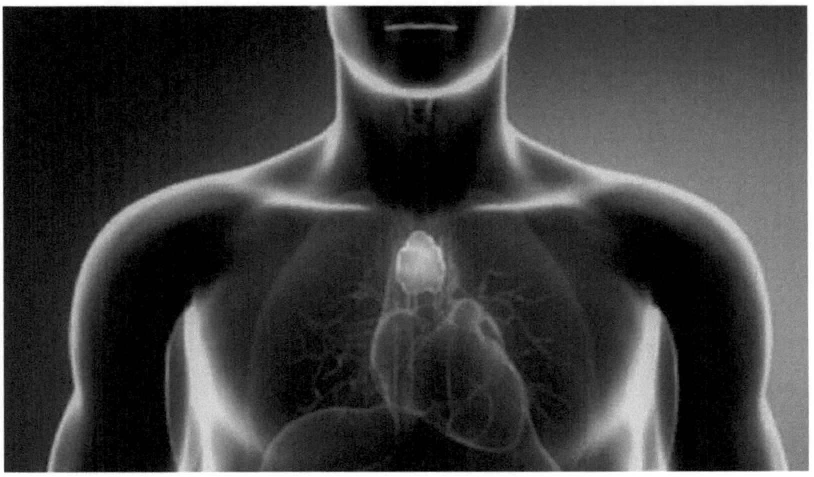

Die spirituelle Bedeutung der Thymusdrüse

In vielen spirituellen Lehren wird die Thymusdrüse mit dem Herzen verbunden und wird oft mit der Anahata Chakra gleich gestellt. Sie bewirkt unsere emotionelle Freiheit und sorgt für mehr Offenheit und Gelassenheit. Es wird angenommen, dass eine aktive Thymusdrüse uns noch zusätzlich helfen kann, alte emotionale Blockaden zu lösen und unverarbeitete seelische Probleme zu klären. Nicht umsonst wird die Drüse von manchen als „Brücke zwischen Körper und Geist“ beschrieben.

Mehr innere Balance finden

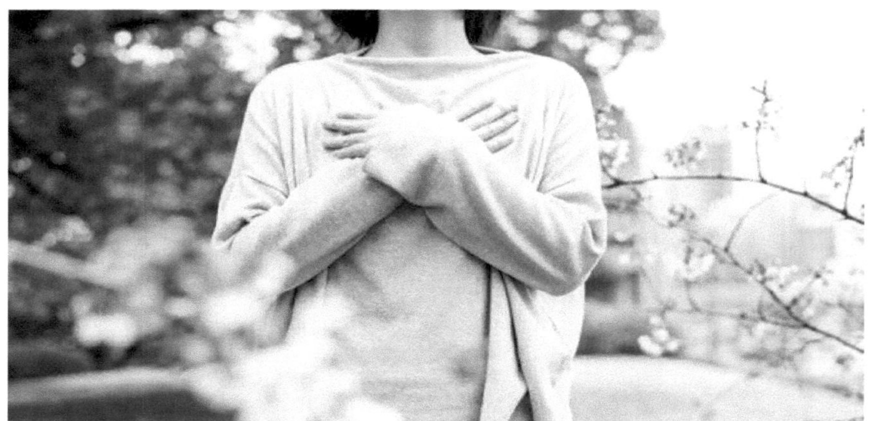

Vergebung soll ebenso direkt mit der Thymusdrüse verbunden sein

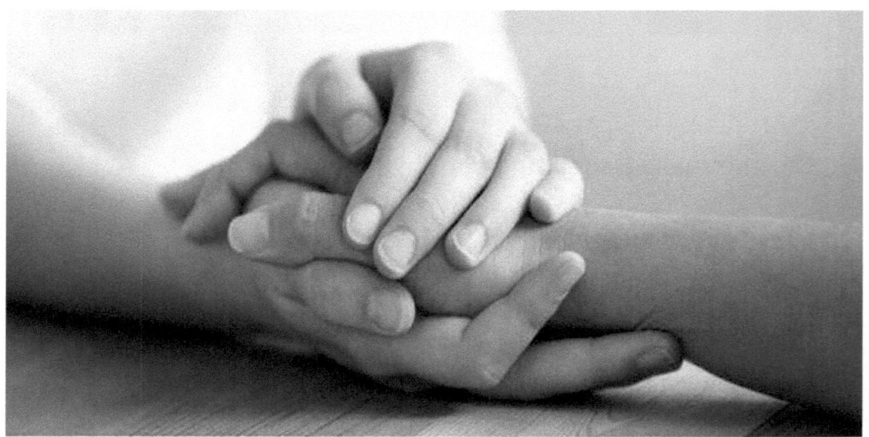

Thymusdrüse klopfen

Um die eigene Thymusdrüse zu stärken und zu aktivieren, eignet sich laut vieler Heilpraktiker eine ganz einfache Methode: das Anklopfen. Diese kommt aus der Kinesiologie und der energetischen Psychologie und soll bei regelmäßiger Anwendung spürbare positive Wirkung haben. Durch das Klopfen im Bereich der Thymusdrüse soll nicht nur die körperliche, sondern auch die mentale, psychosomatische Abwehr gefördert werden und für eine bessere, ausgeglichene Verfassung gesorgt.

Die einfache Methode wird folgendermaßen ausgeführt:

- Sitzend, liegend oder stehend (in einer für Sie optimal bequemen Körperhaltung) finden Sie zuerst die Stelle, an der sich die Thymusdrüse befindet. Diese liegt nämlich etwa vier Fingerbreiten unterhalb der weichen Kuhle zwischen Brustbein und Hals.
- Klopfen Sie dann leicht mit Ihren Fingern oder sogar mit der Faust darauf ca. 30 Sekunden lang. Sie können unterschiedliche Rhythmen ausprobieren sowie auch gegen den Uhrzeigersinn klopfen. Je nach dem, wie es sich für Sie am wohlsten anfühlt.
- Tun Sie es früh am Morgen sowie auch vor dem Einschlafen. Sie können die Klopf-Technik auch ruhig mehrmals am Tag anwenden, wenn Sie sich müde oder gestresst fühlen.

Extra Tipp: Kombinieren Sie das Thymusdrüse Klopfen nach Wunsch mit einer beliebigen Affirmation. Atmen Sie langsam und tief dabei ein und wieder aus. Ein leichtes Summen soll den belebenden oder entspannenden Effekt noch mehr steigern.

Hier erfahren Sie mehr übers Klopfen der Thymusdrüse:

Jetzt wissen Sie ganz genau, warum diese so kleine und oft unterschätzte Drüse doch so wichtig für uns ist. Schenken Sie ihr von daher die nötige Aufmerksamkeit und vernachlässigen Sie diese nicht. Sie wird sich bei Ihnen dann bestimmt mit frischer Energie, mehr Entspannung und Lebensfreude bedanken.

Die Drüse durch ausgewogene Ernährung unterstützen

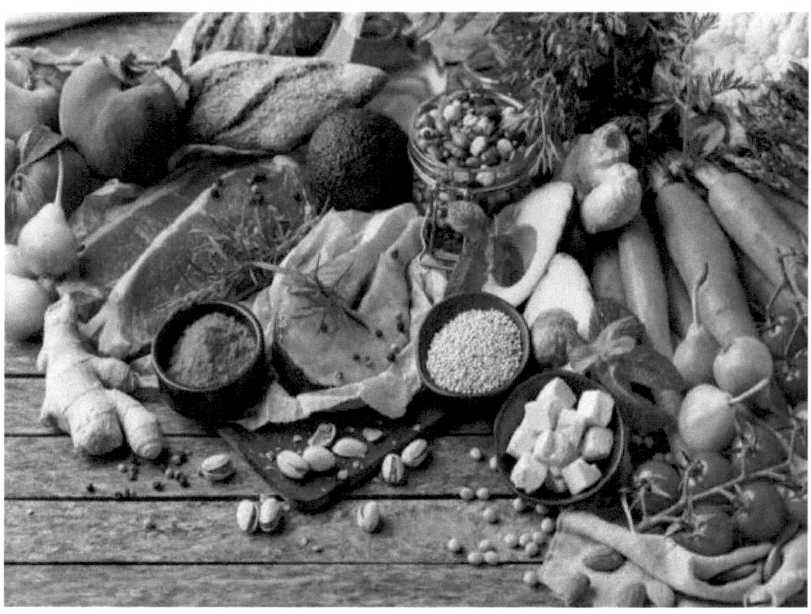

X. Stressabbau:

Stress abbauen: Thymusdrüse selber aktivieren[10]

Durch Klopfen der Thymusdrüse benutzen Sie eine schnelle und effektive Methode, um Stress abzubauen und Ihre Abwehrkräfte zu steigern. In diesem Artikel zeigen wir, was die Thymusdrüse ist und wie man sie aktiviert.

Was ist der Thymus / die Thymusdrüse?

Der Thymus ist eine endokrine Drüse, d. h. er sondert Flüssigkeiten ab. Er ist für die Hormonproduktion vom Thymosin und Thymusfaktor bzw. Thymopoetin verantwortlich. Diese Hormone steuern die Reifung der Immunzellen in den Lymphknoten.

Der Thymus ist ein sehr wichtiges Organ für das Immunsystem. In ihm werden die T-Lymphozyten, die eine wichtige Aufgabe bei der speziellen Immunabwehr haben, geprägt. Der Thymus ist sozusagen die Schule, in der die T-Lymphozyten sich auf ihre wichtige Aufgabe vorbereiten. Er liegt hinter dem Brustbein in der Mitte des Brustkorbes.

Der Thymus wird durch Stress geschwächt. Hinzu kommt, dass er sich bereits bei Jugendlichen zurückbildet. Deswegen glaubte man früher, diese Drüse wäre nur für Kinder wichtig.

Bei Erwachsenen fand man nur noch verkümmerte Reste dieser Drüse! Heute ist man sich allerdings sicher, dass er zur Stärkung

[10] Vgl. https://www.philognosie.net/gesundheit/stress-abbauen-thymusdruese-selber-aktivieren

und Aktivierung der Abwehrkräfte beiträgt. Wir wissen, dass er gestärkt werden und sein Rückbau vermieden werden kann.

Thymusdrüse selber aktivieren

Ein gestärkter Thymus trägt zur Entspannung und Lebensfreude bei. Wird er angeregt, schüttet er vermehrt T-Zellen aus.

Diese stärken Ihre Abwehrkräfte. Es werden weitere chemische Botenstoffe ausgesandt, die ebenfalls Ihre Abwehrkräfte stärken und Ihr Lebensgefühl erhöhen. So tragen Sie selbst, durch einfache und kleine Tätigkeiten, zu mehr Gelassenheit, Optimismus und Lebensfreude bei.

Methoden zur Stärkung des Thymus:

- Lächeln Sie (s. Tipp 1)
- Klopfen Sie mit der Faust oder mit zwei Fingern leicht auf den Thymus. Klopfen sie ca. 20x oder eine Minute lang. Dadurch regen Sie ihn ebenfalls an. Vielleicht war King Kong deswegen so stark? Er klopfte sich ja regelmäßig auf die Brust
- Legen Sie Ihre Zunge hinter die oberen Zähne an den Gaumen und halten sie dort ca. eine Minute lang.

XI. Lebensenergie:

Aktivieren der Thymusdrüse für mehr Lebensenergie[11]

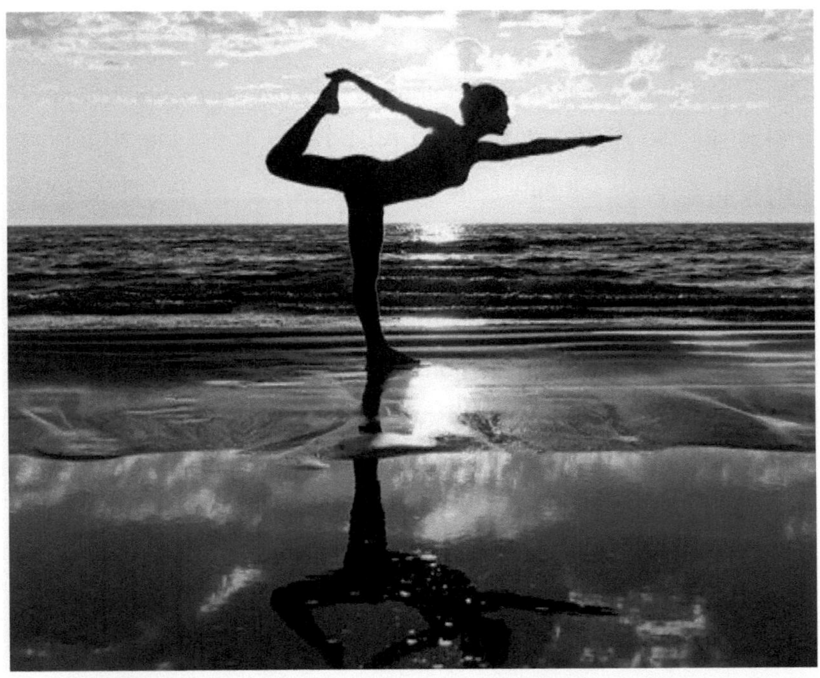

Fühlt man sich müde, antriebslos und erschöpft, kann dies an einer komplett zurückgebildeten Thymusdrüse liegen. Diese bildet auch eines von 21 Nebenchakren ab, dem Thymus-Chakra, welches unter anderem für Impulse, Lebensenergie und inneren Frieden steht. Im klassischen Altertum wurde der Thymus sogar als Sitz der Seele angesehen. Die Thymusdrüse liegt im mittleren Bereich des Brustkorbes hinter dem Brustbein (siehe Bild unten), sie ist ein wichtiges Teil des lymphatischen Systems und gehört damit zum

[11] Vgl. https://www.gehvoran.com/2016/10/aktivieren-der-thymusdruese-fuer-mehr-lebensenergie/

Immunsystem. Die Thymusdrüse bildet sich bis zur Geschlechtsreife stetig weiter aus. Danach beginnt sie zu schrumpfen und ihr lymphatisches Gewebe wird teils durch Fett- und Bindegewebe ersetzt.

Der Thymus schult in jungen Jahren zunächst unser Immunsystem und ist für die Abwehrzellen eine Art Schule, in der sie zu fertigen „Körperpolizisten“ ausgebildet werden. In ihm werden bestimmte Abwehrzellen – die T-Lymphozyten, die zu den weißen Blutkörperchen gehören – produziert und auf ihre Aufgabe vorbereitet. Nach der Rückbildung übernehmen die Aufgaben des Thymus dann sekundäre lymphatische Organe wie Lymphknoten, Knochenmark oder Milz. Der Thymus produziert außerdem Thymushormone, die unter anderem das Körperwachstum, den Knochenstoffwechsel und den Energiehaushalt unterstützen. Schon den alten Griechen war bekannt, dass die Thymusdrüse die „Lebensenergie“ steuert: Das griechische Wort „thymos“ bedeutet Lebensenergie.

Thymusdrüse und Thymus-Chakra

Eine funktionierende Thymusdrüse kann natürlich auch in Wechselwirkung mit einem geöffneten Thymus-Chakra stehen, und umgekehrt. Ist dieses Chakra geöffnet sagt dies etwas über den Zugang zur inneren Stimme aus. Die Wahrnehmung geht nach Innen, statt nach Außen, was ja bekanntermaßen spirituelles Wachstum ermöglicht. Mit einer ausschließlichen Wahrnehmung nach Außen ist kaum Bewusstsein möglich.

Wenn das Thymus-Chakra geöffnet ist, kann man der inneren Stimme und der eigenen Intuition vertrauen. Impulse zeigen sich. Es ist dann möglich, sein Leben getrost nach seiner inneren Stimme auszurichten. Ist das Thymus-Chakra blockiert, kann sich dies in Misstrauen und Argwohn äußern. Wichtige Entscheidungen werden meist nur nach Daten- und Faktenlage getroffen, da ja der Zugang nach Innen nicht vorhanden ist.

Gerade die inneren Signale, wie Impulse und das berühmte Bauchgefühl, kommen aus der feinstofflichen Welt. Wenn die Verbindung durch ein geschwächtes Thymus-Chakra gestört ist, ist die Verbindung zur feinstofflichen Welt und zur universellen Energie wie abgeschnitten. Auf die körperliche Ebene bezogen kann man sich das so vorstellen, dass die Lebensenergie nur fließen kann, wenn wir auch an unsere universelle Energiequelle angeschlossen sind. Intuition und Wahrnehmung sind uns viel geläufiger, wenn die seelische Anbindung nach „oben" funktioniert. Das Thymus-Chakra steht außerdem noch für Selbstschätzung, Selbstwert, inneren Frieden, Schätzung des Lebens. Ihm ist die Farbe Cyan (helles Türkis) zugeordnet.

Warum bildet sich die Thymusdrüse zurück?

Auf der einen Seite hat der Thymus also seinen Job als „Ausbilder zum Körperpolizisten" erledigt, auf der anderen Seite jedoch wäre er eigentlich ein ganzes Leben lang ein wichtiges Organ zum Erhalt unserer Lebensenergie (körperlich) und zur Anbindung an unsere Energiequelle (feinstofflich). So stellt sich die Frage, warum sich der Thymus „automatisch" zurückbildet und sich mit dem Alter in Fett-

und Bindegewebe umwandelt, wenn seine Funktionen von Körper und Geist immer noch benötigt werden? Oder ist es vielleicht vielmehr eine Verkalkung der Thymusdrüse, ähnlich wie es bei der Zirbeldrüse der Fall ist, die im Laufe der Menschheit u.a. durch Umweltgifte immer weiter geschwächt wurde, was den Zugang zum „Göttlichen" erschwert. Um die Thymusdrüse zu entkalken, könnte möglicherweise ein heute (als Nahrungsmittel) verbotenes Hausmittel helfen.

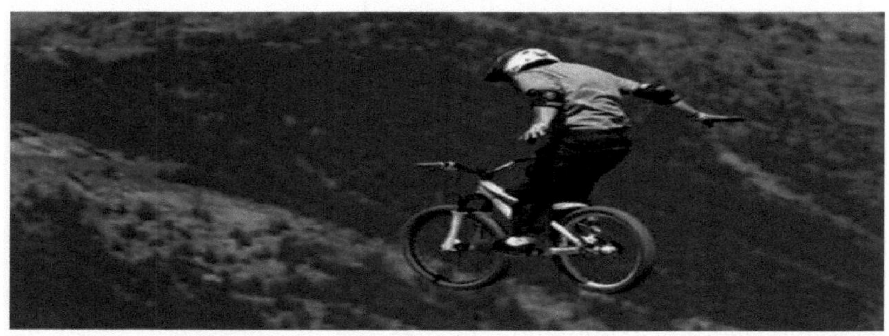

Borax zur Entgiftung der Thymusdrüse?

Es scheint möglich, dass Bor (oder Borax), ein simples Hausmittel früherer Zeiten (Tensid), welches meistens im Zusammenhang mit der Behandlung von Arthrose und Osteopose steht, die Thymusdrüse von Kalk befreien kann. So berichten Menschen, die Borax regelmäßig einnehmen, von positiven Effekten auf die Lebensenergie wie mehr Kraft, Ausdauer und Gelassenheit. Borax soll außerdem auf sanfte und gründliche Weise entgiften, entsäuern, desinfizieren und die Zellwände schützen. Bor ist ein Spurenelement, das auf natürliche Weise in Böden vorkommt. Borax, dass 11,3% Bor enthält, wurde früher gerne zur

Konservierung von Lebensmitteln benutzt. Von den Gesundheitsbehörden wurde Borax inzwischen als „giftig“ eingestuft.

Anzeichen einer inaktiven Thymusdrüse bzw. eines blockierten Thymus-Chakras

Körperlich: Antriebslos, müde, erschöpft, wenig Lebensenergie
Mental: keine Intuition, keine Impulse, die Wahrnehmung ist nur nach Aussen gerichtet, Misstrauen, Argwohn, Entscheidungen zu treffen fällt schwer und ist nur nach Fakten und Zahlen möglich

Thymusdrüse-Klopfen mit Affirmationen

Klopfe etwa eine Minute lang mit den Fingerspitzen oder auch mit der Faust sanft auf die Thymusdrüse (sie befindet sich im mittleren Bereich des Brustkorbes hinter dem Brustbein). Klopfe ruhig mehrmals am Tag. Das hilft vor allem, Stress abzubauen. Noch effektiver ist diese Übung mit Affirmationen, die du wie ein Mantra sagen oder denken kannst. Z.B. „Ich bin ruhig“, „Ich bin stark“, „Ich bin voller Energie“ etc.

Quellen und weitere Infos:
www.sprechzimmer.ch/sprechzimmer/Gesundheit_Lexikon/Begriff.php?kwid=5-110
www.gesundheit.de/krankheiten/druesen-und-hormone/thymus/der-thymus-die-berufsschule-fuer-die-koerperpolizei
www.vigeno.de/stefanie-menzel/gesundheit-das-thymus-chakra-innere-stimme-free

www.psitalent.de/Chakrenx.htm

www.nexus-magazin.de/artikel/lesen/die-borax-verschwoerung-das-aus-fuer-die-arthrose-heilung?context=category&category=16

www.youtube.com/watch?v=11R1QB9yMo8

XII. Lösung:

Thymusdrüse - Wie du mit ihrer Hilfe alte Emotionen lösen kannst und gleichzeitig dein Immunsystem und Energielevel stärkst[12]

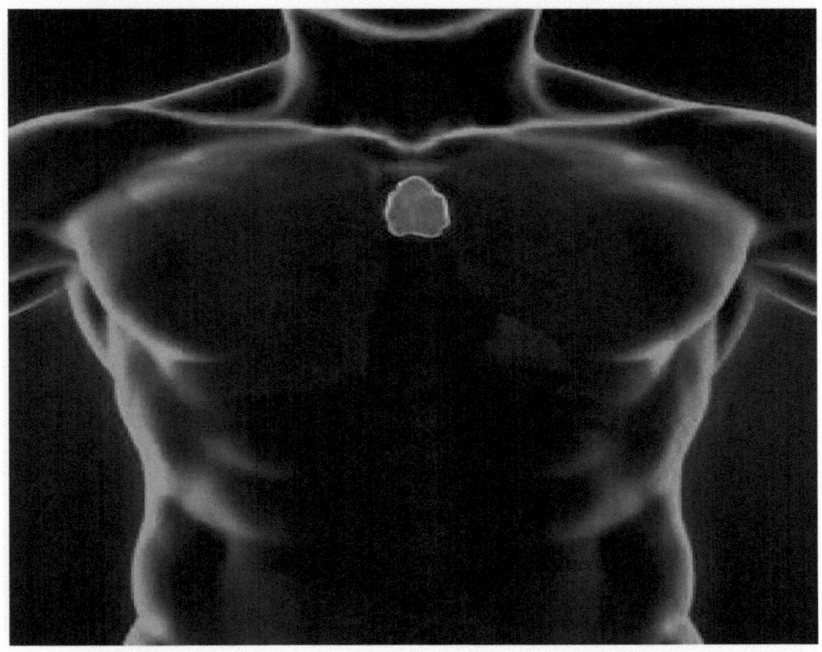

Kennst du schon die Thymusdrüse? Weißt du wo sie sich in deinem Körper befindet und was du mit ihrer Hilfe bewirken kannst?

Wenn nicht, dann lies unbedingt in diesen Artikel rein, da erkläre ich dir genau was die Thymusdrüse ist und wie du dich mit ihrer

[12] Vgl. https://www.jen-fuchs.de/2017/08/15/thymusdr%C3%BCse-wie-du-mit-ihrer-hilfe-alte-emotionen-l%C3%B6sen-kannst-und-gleichzeitig-dein-immunsystem-und-energielevel-st%C3%A4rkst/

Hilfe unverarbeitete Themen und Emotionen bearbeiten kannst und gleichzeitig dein Immunsystem und Energielevel stärkst.

Was ist die Thymusdrüse und welche Aufgaben hat sie?

Die Thymusdrüse ist ein kleines Organ, welches zum **lymphatischen System** gehört. Sie wiegt in der Kindheit und Jugend um die 30/40 g, ihr Gewicht nimmt aber im Laufe der Jahre ab.

Da die Thymusdrüse aber auch Hormone produziert, zähle ich sie auch zum **endokrinen System** (zu dem im engeren Sinne vor allem Hypothalamus/Hypophyse/Epiphyse, Schilddrüse/Nebenschilddrüse, Nebennieren, Eierstöcke/Hoden und die Langerhans-Inseln der Bauchspeicheldrüse zählen.)

Leider ist die Thymusdrüse heutzutage ein viel zu unterschätztes bzw. auch übersehenes Organ!

Die Thymusdrüse wird auch "Schule der T-Lymphozyten" genannt, denn in ihr findet die Prägung der T-Lymphozyten bzw. T-Zellen statt.

Aus dem Knochenmark wandern Stammzellen über die Blutbahn in die Thymusdrüse ein und durchwandern diese von außen nach innen. Dabei lernen sie körpereigene von körperfremden Antigenen zu unterscheiden. Das ist wichtig, damit sie später sicher Viren, Bakterien, Parasiten und Tumorzellen erkennen und vernichten können und nicht fälschlicherweise körpereigene Zellen (wie es bei Autoimmunkrankheiten der Fall ist) angreifen.

Anschließend, nach ihrer Prägung, wandern die "fertig ausgebildeten" T-Zellen in die Lymphknoten und warten auf ihren Einsatz.

Außerdem sezerniert die Thymusdrüse auch verschiedene Hormone, die als Thymusfaktor bezeichnet werden. Dazu zählen z.B. Thymosin, Thymopoetin I und Thymopoetin II . Sie steuern die Reifung der Immunzellen in den Lymphknoten!

Die Thymusdrüse ist besonders aktiv im Kinder- und Jugendalter. Dadurch das sich ein Teil der Thymusdrüse im Laufe des erwachsenen Alters fett- bzw. bindegewebsmäßig umbaut, schloss man daraus, dass die Thymusdrüse für den Erwachsenen keine Bedeutung mehr hat. Dem ist aber nicht so.

Auch Erwachsene können immer noch etwas für ihre Thymusdrüse tun, sie wieder aktivieren und damit von ihrer Wirkung profitieren!

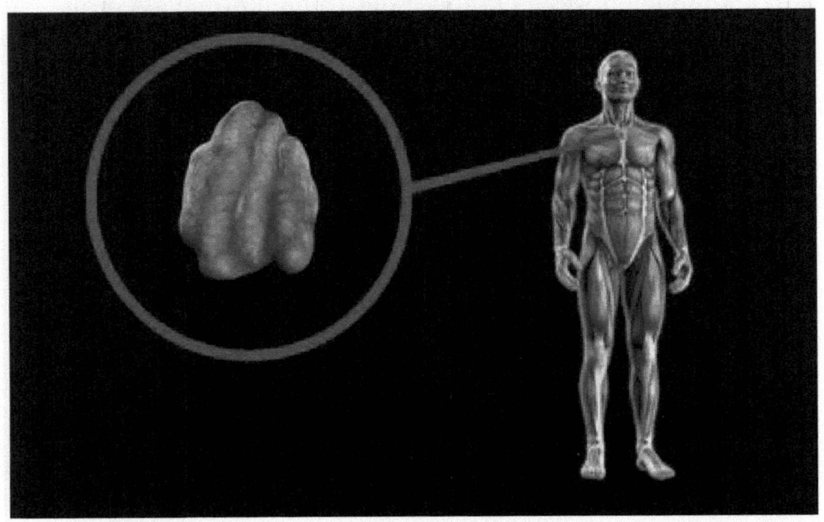

Thymusdrüse - Verbindung von Körper und Geist

Die Thymusdrüse liegt im Brustkorb, direkt mittig im oberen Drittel des Brustbeins, im Mediastinum (Mittelfellraum), oberhalb des Herzbeutels.

Energetisch ist die Thymusdrüse mit dem 4. Chakra, dem Herz-Chakra verbunden.

Aufgrund dieser besonderen Lage, gilt die Thymusdrüse, nach Ansicht des Arztes Dr. John Diamond, als **Bindeglied zwischen Körper und Geist.** (Ähnliches wird von der Schilddrüse gesagt, diese soll die Verbindung zwischen Kopf und Herz darstellen).

Die Thymusdrüse ist nicht nur Steuerungszentrale unseres Immunsystems, sondern sie ist auch verantwortlich für die Regulierung unseres Energieflusses im gesamten Körper.

Auf emotionalen Stress reagiert die Thymusdrüse als erstes all unserer Organe, vor allem wenn es sich um Unsicherheiten gegenüber dem Leben handelt oder auch beim Gefühl der Schutzlosigkeit, bzw. Angst vor "Angriffen" von anderen Menschen.

Mit Hilfe der Thymusdrüse ist es also möglich nicht nur sein Immunsystem (wieder) zu stärken und sich von Energielosigkeit und Stress zu befreien, sondern es ist auch möglich **alte, feststeckende, blockierende Gefühle zu befreien und los zu lassen bzw. noch unverarbeitete Themen aufzuarbeiten.** Wie, das erfährst du weiter unten im Artikel.

Mehr Energie, Entspannung und Ausgleich fürs Immunsystem

Du fühlst dich oft energielos? Oder fühlst dich immer mal wieder sehr gestresst?

Vielleicht hast du auch das Gefühl das dein Immunsystem schwächelt oder überreagiert. Oder du leidest sogar unter einer Autoimmunerkrankung oder Allergie.

Dann solltest du das Beklopfen der Thymusdrüse unbedingt ausprobieren.

Und so geht´s :

Setze dich dazu aufrecht hin (Es geht natürlich auch im Stehen). Lege deine Finger quer direkt unter die Kuhle deines Halses. Ca. 3-4 Fingerbreit darunter befindet sich die Thymusdrüse.

Beklopfe nun diesen Punkt sanft. Du hast mehrere Möglichkeiten, wie du dabei vorgehst.

- Sanft mit den einzelnen Fingern (dies ist vielleicht gerade wenn du erst damit startest ideal, denn die Thymusdrüse kann am Anfang etwas sensibel auf die Berührungen reagieren)
- Mit mehreren Fingern gleichzeitig (für mich ist diese Methode, also mit Zeige-, Mittel- und Ringfinger am effektivsten)
- Mit einer locker zusammen geballten Faust

Für das **erste Mal, zum Ausprobieren, reichen 15 bis 30 Sekunden**. Danach steigerst du die Zeit auf **30 bis 60 Sekunden**. Das kannst du mehrmals am Tag wiederholen.

Klopfe in einem Rhythmus der dir beliebt! Und wenn du Kinder hast, dann zeige ihnen diese Übung unbedingt, denn gerade bei Kindern ist die Thymusdrüse noch hochaktiv und profitiert von dieser simplen und einfach Übung.

Du kannst auch, gerade wenn sich deine Thymusdrüse an das beklopfen gewöhnt hat, so lange in deinem Rhythmus das Beklopfen ausführen, bis du spürst das ein ganz starker Atemzug ansteht, dann folge diesem und stoppe das Beklopfen. So gehst du auch dabei vor, wenn du dich von alten Themen und Emotionen lösen möchtest (siehe weiter unten).

Es kann sehr gut sein, dass sich auf das Beklopfen ziemlich schnell eine körperliche (oder auch emotionale) Reaktion zeigt. Bei mir steigt meist ein Gefühl im Brustkorb (und auch im oberen Rücken bis zum Nacken auf) das sich anfühlt als hätte ich mich mit einer mentholhaltigen Creme eingecremt (kennst du das Gefühl z.B. von Minzöl, welches gleichzeitig ein warmes, aber auch kühlendes Gefühl auslöst? So ähnlich ist es bei mir). Dieses hält noch eine ganze Weile an, ist aber ein angenehmes Gefühl und gleichzeitig bemerke ich eine (ganzheitliche) Entspannung.

Bei dir kann sich natürlich auch eine andere Reaktion zeigen. Alles was sich bei dir danach zeigt, ist gut und ein Zeichen das das Beklopfen etwas bewirkt!

Diese Übung stärkt dein Immunsystem (besonders wenn du sie regelmäßig durchführst) und sorgt gleichzeitig für mehr Entspannung und Energie.

Wenn du eine weitere Möglichkeit suchst, dein Immunsystem positiv zu unterstützen, dann lese dir auch meinen **Artikel zum Thieves-Öl** durch.

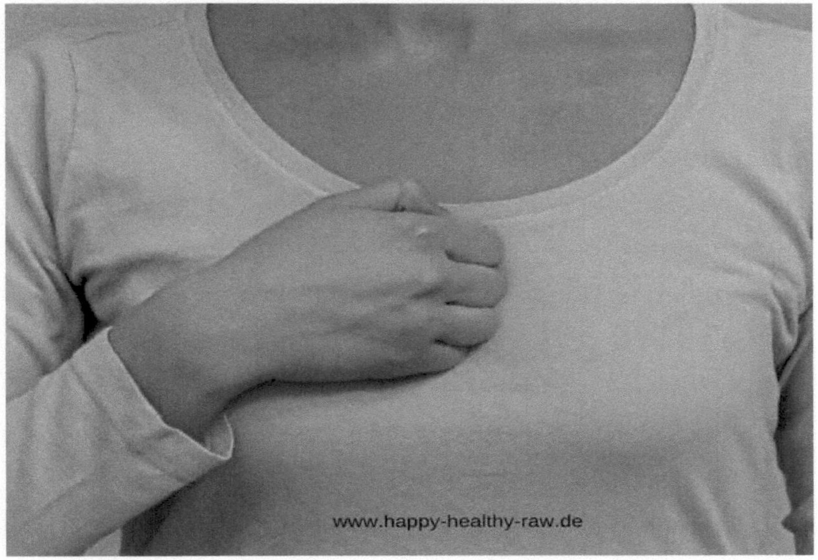

Unverarbeitete Erlebnisse mit dem Beklopfen der Thymusdrüse loslassen

Für die Bearbeitung von unverarbeiteten Erlebnissen, die einen immer (noch bzw. mal wieder) belasten, gibt es viele Methoden (Angefangen von EFT, über die **Dynamind-Methode** bis hin zur Emotionalkörper-Therapie) die alle auf ihre Art arbeiten und gut funktionieren.

Auch mit dem Beklopfen der Thymusdrüse kannst du diese Themen angehen.

Und so geht´s

1. Setze dich entspannt hin und denke an das **unverarbeitete Thema welches dich noch belastet** (das kann z.B. ein aktueller Streit sein mit deinem Partner oder einem anderen Menschen, aber auch eine schon länger zurückliegende Trennung, die dich noch emotional belastet oder ein anderes für dich belastendes Erlebnis*) und erspüre als allererstes das Gefühl (die Energie) aus dem unverarbeiteten Erlebnis, dass dich noch belastet. Überlege welche Stärke dieses Erlebnis für dich hat auf einer Skala von 0 bis 10, wobei 0 gar keine emotionale Reaktion auslöst und 10 die allerstärkste.
   ** Sollte es sich um ein sehr starkes, emotionales Trauma handeln, solltest du dir bitte dafür professionelle Unterstützung holen und dieses nicht im Alleingang angehen.*
2. Schließe nun die Augen. Atme sanft, tief und ruhig ein und wieder aus. Und erspüre nun die Gefühle, die zu dem jeweiligen Erlebnis gehören. Spüre genau in dich hinein, welches Gefühl da ist. Vielleicht sind es auch mehrere? Nimm alles wahr, auch wenn du Bilder siehst, lass sie hoch kommen.
3. Wenn du mehrere Gefühle entdecken konntest, dann fange mit nur einem an. Nimm die Emotion, die für dich am stärksten spürbar ist. Fühle genau in dieses Gefühl hinein, lass es hoch kommen. Währenddessen beklopfst du (wie oben beschrieben) deine Thymusdrüse. **Atme zuerst tief ein und aus und starte dann mit dem Beklopfen.** Beklopfe dieses Gefühl so lange, bis du das Gefühl hast einen ganz ganz tiefen Atemzug machen zu

müssen. Gehe dem dann nach und stoppe das Beklopfen. Nun kannst du evtl. noch andere vorhandene Emotionen dran nehmen und erneut diesen Beklopf-Prozess starten. Lege zwischen den jeweiligen Emotionen eine kurze Pause ein, je nachdem wie es sich für dich anfühlt. Atme in dieser Zeit sanft durch die Nase ein und durch den Mund wieder aus.

4. Nun geht es an den letzten Schritt und zwar jetzt, nachdem alles hoch und raus gelassen wurde, eine positive Energie zu integrieren. Überlege also, wie du dich fühlen möchtest? Sicher? Geborgen? Geliebt? Beschützt? Entspannt? Ruhigt? Gefestigt? Zuversichtlich? Frei? Mutig? Unbeschwert? Zufrieden? Friedvoll? Stark? Selbstbewusst? Im Fluss? Gesund? Oder was auch immer dein Wunsch ist. Gehe nun so vor, dass du einen tiefen Atemzug ein und aus ausführst und dann die Augen schließt, **denke nun an diese neue positive Emotion bzw. sage dir innerlich eine Affirmation** dazu, z.B. "Ich bin in Sicherheit" oder "Ich bin frei" oder "Liebe ist überall in mir. Versuche sie in dir zu fühlen! Klopfe wieder so lange, während du an das positive Gefühl denkst, bzw. dir die Affirmation innerlich sagst, bis du wieder das Gefühl bekommst einen ganz tiefen Atemzug zu machen. Dann folge dem und stoppe das Beklopfen.
5. Zum Abschluss gehe noch mal in dich und denke an das Erlebnis, welche Intensität es noch für dich hat. Wie war der Wert vorher auf der Skala? Wie ist er jetzt? Du kannst diese Übung ggf. wiederholen, so dass sich die Intensität weiter senkt. Denk aber daran dir nötige Pausen zu geben. Höre da auf deinen Körper und dein Gefühl.

Jetzt bist du dran!

Ich hoffe ich konnte dir mit diesem Artikel ein wichtiges Tool an die Hand geben, dein eigenes Immunsystem zu unterstützen und dich gleichzeitig von alten/negativen Emotionen zu befreien und zu mehr Energie und Entspannung zu finden.

"Werde zu deinem wahren, authentischen und gesunden Selbst."

XIII. Immunsystem:

Die Thymusdrüse: Hüterin des Immunsystems[13]

Ernährung, Bewegung und Stresslevel spielen eine große Rolle für die richtige Funktion der Thymusdrüse. Wenn sie richtig arbeitet, ist das gut für dein Immunsystem.

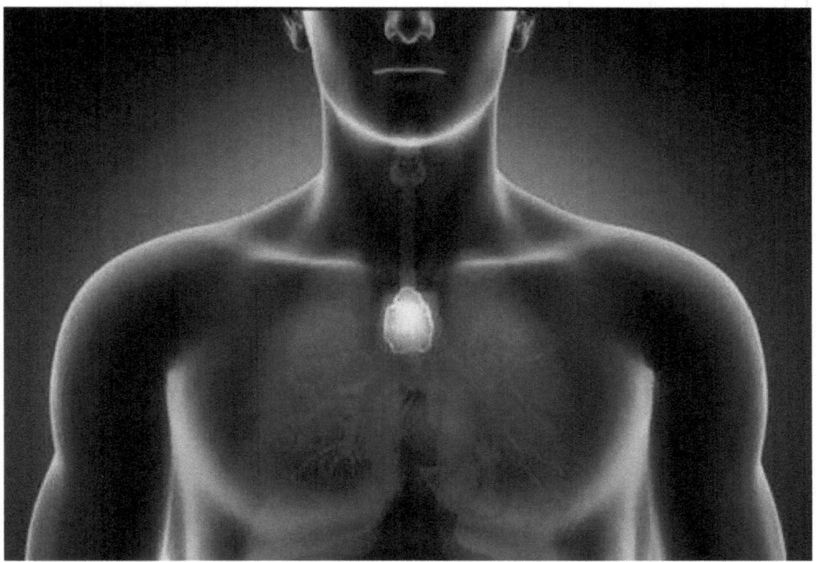

- 6 Möglichkeiten, um Testosteron zu erhöhen
- Cortisolüberschuss: Alles, was du darüber wissen musst
- Blutabnahme beim Arzt: Warum ist es wichtig, dass du nüchtern bist?

[13] Vgl. https://bessergesundleben.de/die-thymusdruese-hueterin-des-immunsystems/#:~:text=Die%20Thymusdr%C3%BCse%20wird%20historisch%20mit%20Spiritualit%C3%A4t%20verbunden.%20F%C3%BCr,lieben.%20Der%20Begriff%20Thymusdr%C3%BCse%20kommt%20aus%20dem%20Griechischen.

Die **Thymusdrüse** wird historisch mit Spiritualität verbunden. Für viele Menschen ist sie das Zentrum der Lebenskraft. Denn man sagt, das "vierte Chakra" befindet sich hier. Im Chakrensystem repräsentiert die *Thymusdrüse* das Herz und die Fähigkeit zu lieben.

Der Begriff Thymusdrüse kommt aus dem Griechischen. Er bedeutet "Herz, Seele oder Verlangen". **Dieses Organ befindet sich an einem zentralen Punkt im Körper. Nämlich genau in der Mitte der Brust unter dem Brustbein.**

Deshalb ist diese Drüse in vielen Kulturen mit fast magischen Eigenschaften belegt. Natürlich weichen diese Ansätze weit von wissenschaftlichen Theorien ab. Doch es stellt sich die Frage, ob diese Traditionen einen wahren Kern haben.

Ist diese kleine Drüse wirklich so wichtig für unsere Gesundheit? Und hat sie Auswirkungen auf unser körperliches und seelisches Befinden?

Es handelt sich um eine Drüse, die bestimmte Aufgaben im Körper erfüllt. **Sie enthält T-Lymphozyten, das sind Zellen, die insbesondere für das Immunsystem sehr wichtig sind.** Deshalb werden wir dir mehr über die Thymusdrüse erzählen. Denn sie wird meist wenig beachtet.

Sorgt die Thymusdrüse für positive Emotionen?

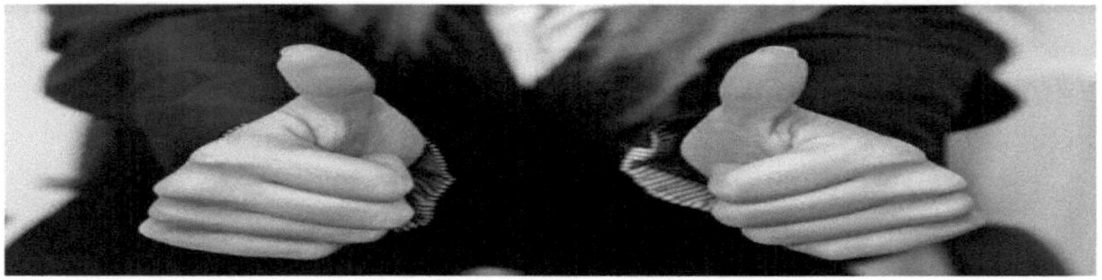

Wenn man über die Thymusdrüse liest, findet man viele unwissenschaftliche Informationen aus dem spirituellen Bereich. Doch wissenschaftlich ist dies nicht belegt. Die Drüse hat nichts mit deinen Emotionen zu tun, doch sie kontrolliert die richtige Wirkung deines Immunsystems.

Dieser Artikel könnte dich auch interessieren: **Die Physiologie der Schilddrüse**

Die Funktion der Thymusdrüse

- Die Thymusdrüse besteht aus zwei asymetrischen Lappen, die sich direkt vor dem Herzen befinden.
- Die Drüse empfängt unreife **T-Zellen** aus dem Knochenmark.
- T-Zellen helfen deinem Körper, sich gegen schädliche Einflüsse von außen zu wehren.
- Deshalb wählt die Drüse nur die besten T-Zellen aus, um dein Immunsystem stark zu halten.
- Anschließend werden die T-Zellen in den Blutkreislauf geschickt. Hier zerstören sie Krankheitserreger.
- Außerdem aktiviert die Drüse **B-Zellen**, die Antikörper produzieren. Diese können sich erinnern, wie sie auf Infektionen reagiert haben.

Auch interessant für dich: **9 Nahrungsmittel für ein gesundes Immunsystem**

Veränderungen kommen mit dem Alter

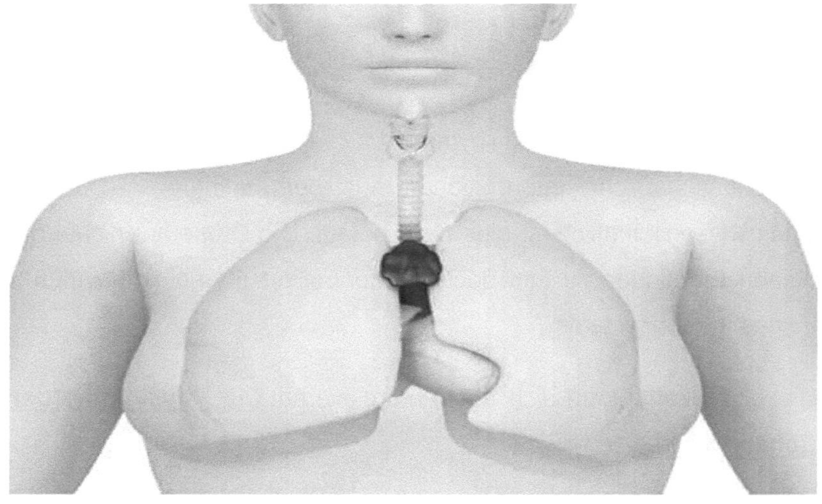

Eine weit verbreitete Annahme über die Drüse ist, dass sich ihre Größe im Zusammenhang mit Emotionen verändert.

Das ist jedoch nicht richtig. Denn im Kindesalter ist sie größer und sie verkleinert sich, wenn die Pubertät erreicht wird. Das Gewebe der Drüse wandelt sich dann langsam in Fettgewebe um und ist bei Erwachsenen makroskopisch meist nicht mehr abgrenzbar.

Ist das schlimm? Nein, es ist ein ganz normaler und natürlicher Prozess. Deshalb stellt er kein gesundheitliches Risiko dar.

Warum? Die T-Zellen werden trotzdem gebildet. Sind sie ein wichtiger Teil unseres Immunsystems.

Krankheiten

Wie alle anderen Drüsen kann sich auch die Thymusdrüse entzünden. Im schlimmsten Fall kann sie dann ihre Tätigkeit einstellen. Außerdem können sich Krebs oder Zysten bilden.

Hier einige Informationen:

- Bei einer Thymus-Aplasie, auch DiGeorge-Syndrom genannt, fehlt die Immunabwehr und es bilden sich kleine Zysten.
- Die Thymus-Hyperplasie zeichnet sich hingegen durch das Vorhandensein von Lymph-Follikeln im Thymus aus. Sie wird durch Lupus ausgelöst.
- Thymoma ist ein Tumor, der vor allem Frauen betrifft. Die Tumore können gutartig oder bösartig sein.

Lesetipp: **Optimismus stärkt dein Immunsystem!**

Gesundheitstipps

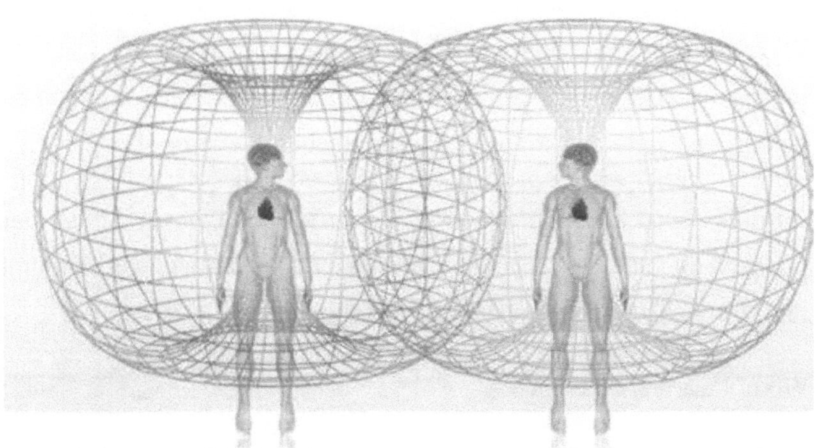

Wie du gesehen hast, ist wenig über die Thymusdrüse bekannt. Vieles wird oft missverstanden. Dennoch ist sie wichtig für unser Wohlbefinden und unser Immunsystem.

Hier zeigen wir dir einige einfache Tipps, wie du die Gesundheit der Drüse unterstützen kannst:

- Iss viel frisches Obst und Gemüse, wenn möglich aus biologischem Anbau.
- Stelle eine möglichst natürliche Ernährung sicher. Vermeide Fertigprodukte, die viele gesättigte Fettsäuren, Konservierungsstoffe und Zucker enthalten.
- Achte zudem auf die Zufuhr an Vitamin E. Es ist zum Beispiel in Avocados und Weizenkeimen enthalten.
- Iss außerdem viel **Obst**, das Vitamin C enthält.
- Brokkoli, Knoblauch und Zwiebeln unterstützen die Thymusdrüse.
- Kurkuma ist sehr gesund.
- Grüner Tee kann sich positiv auf die Drüse auswirken.
- Wenn du Fisch isst, achte darauf, dass er reich an Omega-3 ist.
- Wichtig ist auch, auf den Vitamin D-Spiegel zu achten.
- Bewege dich jeden Tag ausreichend, um die Zellen mit Sauerstoff zu versorgen. Dadurch wird auch die Durchblutung angeregt.

Zu guter Letzt sind ein gesunder Lebensstil und wenig Stress der beste Weg, um die Thymusdrüse gesund zu halten. Das kommt natürlich auch deinem ganzen Körper zugute.

Worauf wartest du noch?

XIV. Wachstum:

Thymusdrüse[14]

Die Thymusdrüse steht in Verbindung mit dem Herzen des Menschen. Im Älterwerden schrumpft die Thymusdrüse aufgrund der nachlassenden Produktion des menschlichen Wachstumshormons. Bei den Menschen, die sich weiterentwickeln und weiterwachsen, ist dies nicht der Fall.

Der Thymus ist anfällig für Dauerstress. Wer über längere Zeit im Notfallmodus lebt (Überlebensemotionen – Vergangenheit) und sein Lebensenergiefeld reduziert, richtet seine gesamte Energie nach außen um sich zu schützen, dadurch bleibt nur wenig Energie für die Verteidigung gegen innere Bedrohung (Selbstkritik – Selbstzweifel). Das bedeutet, dass Angst die Thymusdrüse verdunkelt und zum Rückzug bewegt und es dem Menschen dann schwer fällt sein Herz zu öffnen.

Durch die energetische Aktivierung des Herzzentrums und die Mobilmachung des parasympatischen Nervensystems, das für Wachstum und Reparaturarbeiten zuständig ist, wird die Thymusdrüse wieder aktiv. So wird den Genen Liebe geschenkt und die Immunzellen produzieren das Protein Immunoglobolin.

---

[14] Vgl. https://spirituellephoenixmedizin.net/wissensdatenbank/t/thymusdruese/

XV. Bindeglied:

Die Thymusdrüse: ein Bindeglied zwischen Seele und Körper[15]

Kinesiologie ist eine Methode, bei der mit dem Muskeltest gearbeitet wird. Die Rückmeldung, die der Körper gibt, bietet die Möglichkeit, die Energieebene zu überprüfen und Veränderungen sofort sichtbar und spürbar zu machen. So können energetische Ungleichgewichte oder Störungen mit Hilfe des Muskeltests aufgespürt und mit geeigneten Korrekturen und Mitteln ausgeglichen werden.

„WIKIPEDIA – Die freie Enzyklopädie" ist allerdings der Meinung: „Die Kinesiologie ist nicht durch anerkannte naturwissenschaftliche und medizinische Erkenntnisse begründet; ein Wirksamkeitsnachweis existiert nicht. Sie wird daher den Pseudowissenschaften zugerechnet."

Nun, das darf jeder sehen wie er möchte. Tatsache ist, daß die Kinesiologie längst aus dem Schatten des Nebulösen, Mysteriösen und Geheimnisumwitterten herausgetreten ist. Unzähligen Menschen hat sie geholfen – auch zu einem besseren Verständnis ihres eigenen Innenlebens –, und ebenso unzählige Ärzte und Heilpraktiker arbeiten erfolgreich damit. Daß es auch hier Halb-Könner und Scharlatane gibt (wie in allen Bereichen), ändert nichts daran, daß sie eine große Hilfe sein kann, wenn seriös mit ihr umgegangen wird.

---

[15] Vgl. https://www.aus-liebe-zu-gott.de/Die-Thymusdruese%3A.html

Was Empfindungen und Gedanken auslösen

Es macht immer einen großen Unterschied, ob man etwas einfach glaubt, weil es einem erzählt wird, oder ob man sich in der Lage sieht, durch entsprechend weiterführende Informationen zu einer eigenen Meinung zu kommen. Die steht dann meistens auf festen Füßen, weil sie „erarbeitet" wurde, weil man selbst dahintergekommen ist, daß 2 x 2 = 4 sein **muß**. Es sei denn, man ist bereit, den Weg der Logik zu verlassen und, im Falle des kleinen Rechenbeispiels, damit die ganze Mathematik über den Haufen zu werfen.

Es gibt viele gute Bücher über die Kinesiologie. Für diesen Artikel zitieren wir ein paar Abschnitte aus „Der Körper lügt nicht" *) von John Diamond **), nicht, um das Buch zum Kauf zu empfehlen (das mag jeder selbst entscheiden, auch, ob das alles überhaupt ein Thema für ihn ist), sondern weil wir darin ein paar Fakten gefunden haben, die mehr sind als nur Gedanken, Theorien oder Ansätze; die sich nahtlos einreihen in das, was wir schon seit Jahren aus dem Geiste geschenkt bekommen, was wir inzwischen also wissen, und was viele Menschen erfahren haben. Manchmal leider auch erfahren *mußten,* wenn es denn nicht anders ging.

Die Rede ist von körperlichen Auswirkungen, die durch unsere Empfindungen und Gedanken – sowohl positive wie negative – ausgelöst werden.

Dr. Diamond schreibt, daß er die Psychiatrie immer als eine Form von präventiver Medizin angesehen habe, „ ...denn wenn psychischer Streß gelindert wird, können sich physische Krankheiten nicht so schnell entwickeln." Er erkannte aber schon bald, daß die meisten seiner Patienten lediglich den Wunsch hatten, von den ihnen Schwierigkeiten bereitenden Symptomen befreit zu werden, nur um sich dann ihren krankmachenden Gewohnheiten wieder zuwenden zu können. Nur wenige schienen wirklich Verlangen nach Veränderung und dauerhaftem Wohlbefinden zu haben.

Die Bedeutung der Thymusdrüse

Im Verlaufe seiner medizinischen Tätigkeit kam er mit der „Angewandten Kinesiologie" nach Dr. Goodheart in Kontakt. In der Folge führten ihn seine eigene Forschung und Praxis zur Behavioralen Kinesiologie (BK), s. Fußnote. Sie konzentriert sich mehr auf die Fakten der Umwelt des Patienten und seines Lebensstils, da diese auf die Körperenergien stärkend oder schwächend einwirken, wie z. B. die Körperhaltung, die Fähigkeit, mit Streß umzugehen oder zwischenmenschliche Beziehungen. Entscheidend sei zum richtigen Verständnis, „ ...daß man die Bedeutung der Thymusdrüse im kinesiologischen Test und ihren Bezug zur Körperenergie, zu unserer Lebensenergie, kennt."

Es hat jahrzehntelang viel falsche Auffassungen betreffend die Thymusdrüse und ihre Wichtigkeit gegeben. Man weiß aber, daß der Thymus bis ins hohe Lebensalter Hormone produziert und T-Zellen „ausbildet" und „exportiert". Zwar nimmt nach der Pubertät der Thymus an Größe ab, da dann seine Funktion als Wachstumsdrüse entfällt; aber jede weitere Schrumpfung ist eine Folge von Streß. „In seiner Aufgabe als ‚Ausbilder' bereitet der

Thymus die T-Zellen auf ihre Arbeit vor: körpereigene von körperfremden Stoffen zu unterscheiden, Freund vom Feind, und fremde Zellen zu zerstören. Sie sind also für die immunologische Überwachung verantwortlich und bilden die Körperabwehr gegen Infektionen und Krebs“, schreibt Dr. Diamond. Es gäbe viele Testpunkte an den verschiedenen Körpermuskeln, aber allein der Testpunkt „Thymus“ gäbe schon genügend Aufschluß darüber, von welchen Faktoren im täglichen Leben wir positiv oder negativ beeinflußt werden.

Ein Test dieses Punktes zeigt an, ob der Mensch über viel oder wenig Lebensenergie verfügt. „Der Thymus kontrolliert den Energiestrom im Körper. Er überwacht und reguliert ständig unsere Lebensenergie. Wenn die Drüse nicht richtig arbeitet und Unausgeglichenheiten entstehen, wird letztlich ein bestimmtes Organ physisch geschädigt.“ Und zusammenfassend: „Der Thymus ist, wie wir gesehen haben, das erste Organ, das von Streß beeinflußt wird. Er ist auch das erste Organ, dessen Energieniveau von einem emotionalen Zustand beeinflußt wird. Er kann daher als Bindeglied zwischen dem Geist und dem Körper angesehen werden.“

Entscheidungen treffen, Veränderungen einleiten

Die Beeinflussung auf der Energieebene, ausgelöst durch die seelische Verfassung, ist leicht zu demonstrieren, weil der Effekt sofort eintritt. Dazu heißt es: „Lassen Sie jemanden, dessen Thymuspunkt sich im Test als schwach erweist, **an eine Person, die er liebt**, oder an etwas Angenehmes wie z. B. ein Sonnenbad am Strand denken. Was auch immer die Testperson sich vorstellt, das gedankliche Bild **stärkt den Thymus sofort**. Bitten Sie dann Ihren Partner, **an eine Person, die er haßt** oder an etwas Unangenehmes wie z. B. Krankheit zu denken; der **Thymus wird wieder schwach**“ [Hervorhebungen durch mich]. Wir haben hier also eine weitere Aktivität, die Sie in Ihre Energiepause einbauen können oder auf die Sie bei Angstzuständen, Aufregungen sowie Streß zurückgreifen können. Prüfen Sie, welcher Gedanke am effektivsten Ihren Thymus stärkt. Das ist Ihr *Zielgedanke*, zu dem Sie oft zurückkehren sollten.“

Dr. Diamond schreibt dann, daß bei 95 % der von ihm getesteten Patienten der Thymus leider schlecht funktioniert, woraus man folgern könnte, daß die meisten von uns mit zu vielen unangenehmen Aspekten und haßerzeugenden Situationen und mit zu wenig angenehmen und liebevollen Situationen konfrontiert werden: „Kurz gefaßt: zu viele Probleme, zu wenig Sonnenbaden; zu viele Leute, die wir hassen; nicht genug Leute, die wir lieben.“

Kein Mensch, so meint er, könne ständig positive Gedanken haben, aber jeder könne sie zumindest die meiste Zeit haben, denn es wäre vorwiegend eine Frage des Wollens, dessen Bedeutung in der heutigen Psychiatrie leicht übersehen würde.

„Ich dagegen glaube“, führt er weiter aus, „daß wir nur dann von unserem Unterbewußtsein regiert werden, wenn wir es auch so *wollen*. Haben uns aber einmal die BK-Tests davon überzeugt, daß haßerfüllte und destruktive Gedanken unsere Lebensenergie *(thymos)* schwächen, während positive Gedanken sie stärken, dann liegt die **Entscheidung** darüber, welchen Weg wir einschlagen, allein bei uns. Das soll aber nicht heißen, daß wir unsere negativen Gedanken unterdrücken, sondern daß wir sie in positive umwandeln. Sicherlich ist dies schwierig, aber es sollte unser Ziel sein ..., daß solche Veränderungen einen heilsamen Einfluß auf die Thymusaktivität ausüben. Es kommt darauf an, unsere **Einstellungen zu ändern**, und das machen wir zu unserem eigenen als auch zum Wohle anderer. Selbst zu lieben wirkt sich ebenso positiv auf uns aus wie geliebt zu werden. Wenn wir anderen gegenüber Haß verspüren, wird unsere Lebensenergie geschwächt; Liebe weckt sie dagegen. Überprüfen Sie es selbst. Es ist nicht leicht, Haßgefühle in Liebegefühle umzuwandeln, aber es ist ein Schritt zur Gesundheit."

Aber nicht nur zur Gesundheit, sondern auch ein Schritt in die innere Freiheit, zu innerem Frieden und zur Harmonie. Wenn man diese Erkenntnisse, die ja schon die „halbe Miete" darstellt – Dr. John Diamond sei Dank! – nun auch noch kombiniert mit dem Wissen, daß der Himmel uns bei dieser Umwandlung, dieser Inneren Arbeit, hilft ...

Soforthilfe bei akutem Streß

Die Thymusdrüse sitzt etwa 4 Finger breit in der Körpermitte unterhalb der Halskuhle. Man kann sie auf zweierlei Art stimulieren:

1. Methode: Geklopft wird mit den Fingerspitzen oder auch leicht mit der Faust, Dauer zwischen 30 Sekunden und 1 Minute, und das mehrmals am Tag, so es gewünscht oder notwendig ist.

2. Methode: Die Zungenspitze gegen den Gaumen legen, und zwar mit der Spitze an den Punkt, den man den „zentrierenden Knopf“ nennt. Mit dieser Technik sind im Wettkampfsport schon beachtliche Ergebnisse erzielt worden. Der Grund: Man hat festgestellt, daß sich die Gehirnhälften im Gleichgewicht befinden, wenn die Zunge an dieser Stelle liegt.

*) erschienen bei VAK Verlags GmbH, 79199 Kirchzarten, ISBN 978-3-924077-00-6

**) John Diamond (geb. 9. August 1934) ist ein australischer Psychiater und Autor. Diamond nennt seine Methode "Behaviorale Kinesiologie" (kurz BK), die er als "Integration von Psychiatrie, psychosomatischer Medizin, Kinesiologie, präventiver Medizin und den Geisteswissenschaften" verstanden wissen will.

XVI. Hormondrüse:

Thymus[16]

Thymus , auch genannt Thymusdrüse genannt, ist eine der wichtigen Hormondrüsen. Thymusdrüse spielt beim Heranwachsenden eine wichtige Rolle, beim Erwachsenen eine weniger wichtige. Der Thymus steht in Verbindung mit dem Anahata Chakra, dem Herzchakra.

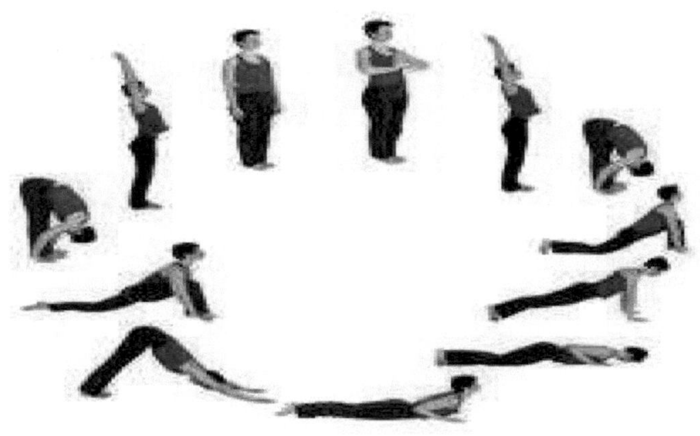

Thymus - erläutert vom Yoga Standpunkt aus

Thymus

Thymus ist die Abkürzung für Thymusdrüse. Die Thymusdrüse liegt unmittelbar hinter dem Brustbein. Der Thymus spielt gerade im Kindesalter eine ganz besonders wichtige Rolle bei der Ausbildung des Immunsystems. Der Thymus nimmt dann bis

[16] Vgl. https://wiki.yoga-vidya.de/Thymus

zur Pubertät immer mehr an Größe zu. Er wird etwa so groß wie eine Kinderfaust und danach verkümmert er und liegt schließlich nur noch als Geweberest vor.

Der Thymus ist also wichtig für den Aufbau und die Prägung des Immunsystems. Im Thymus werden Abwehrzellen, die T-Lymphozyten gebildet, und diese gehören zu den weißen Blutkörperchen. Und im Thymus werden diese auf ihre Aufgabe vorbereitet.

In der Kindheit ist der Thymus besonders wichtig für diese weißen Blutkörperchen, später werden die Lymphozyten durch das Knochenmark produziert, die Lymphknoten und die Milz. Der Thymus ist außerdem wichtig für das Hormonsystem. Er produziert die sogenannten Thymushormone. Und diese sind verantwortlich für das Körperwachstum, für den Knochenstoffwechsel und für den Energiehaushalt.

Thymus kommt vom griechischen Wort Thymos. Das bedeutet Lebensenergie, also ähnlich wie im Sanskrit das Wort Prana.

Thymus und Herzchakra

Die Thymusdrüse, also der Thymos, ist hinter dem Brustbein und genau dort kann man das sogenannte Hrid Chakra spüren, das Herzchakra. Hrid Chakra ist ein korrelierendes Chakra zum Anahata Chakra. Anahata Chakra ist in der Mitte der Brustwirbelsäule. Das Anahata Chakra steuert das Herzchakra, Hrid Chakra und dieses steht in Verbindung mit dem Thymus.

Wenn du dich z. B. auf die Brust konzentrierst, dann spürst du oft hinter dem Brustbein ein schönes Gefühl, das ist dann Liebe oder ein unruhiges Gefühl, innere Unruhe oder Angst. Selbst Wut kannst du dort spüren. Die Region des Thymus ist letztlich eine Region für Emotionen, Gefühle, und dort befindet sich Hrid Chakra.

Wenn du wenig Lebensenergie hast, kannst du mit den Fingerspitzen auf den Brustkorb trommeln und dann spürst du, wie du dich wieder gut fühlst. Oder du kannst mit den Händen eine Bewegung vom Brustbein weg machen und diese Bewegung kann helfen, dass du dich weit fühlst.Dort wo der Thymus ist, befindet sich ein Energiezentrum. Indem Du dich mit den Händen weit machst oder in eine Rückbeuge gehst, machst du nicht nur etwas für die Thymusdrüse, sondern auch etwas für die Öffnung des Herzchakras. Du hast neue Energie, Freude und Leichtigkeit.

Thymus Video

Hier findest du ein Video zu Thymus mit einigen Informationen und Anregungen:

Audiovortrag zu Thymus

Hier kannst du die Tonspur des Videos zu Thymus anhören:

Thymus - weitere Informationen

Hast du mehr Informationen oder Verbesserungsvorschläge zum diesem Artikel über Thymus ? Wir freuen uns über deine Vorschläge per Email an wiki(at)yoga-vidya.de.

Siehe auch

Thymus gehört zu den Themengebieten Anatomie, Physiologie, Medizin, Organe.

Begriffe im Alphabet vor und nach Thymus

Hier einige Infos zu Begriffen im Alphabet vor und nach Thymus:

- Tachyonen
- Tachyon-Therapie
- Taekwondo
- Tai Chi
- Venen
- Verdauungssystem
- Wasserarbeit

Seminare und Ausbildungen

Hier ein paar Links zu Seminaren und Ausbildungen, nicht nur zum Thema Thymus:

- Entspannungstherapeut Ausbildung

Meditation Seminare

Meditation Intensiv Schweigend

Mit Meditation, Yoga und Mantra-Singen tauchst du in deine innere Welt. Ein Intensivseminar mit täglichen langen Meditationssitzungen, zwei Yoga-Stunden und Mantra-Singen. Du findest zu dir selbst...

Meditation Intensiv Schweigend

Mit Meditation, Yoga und Mantra-Singen tauchst du in deine innere Welt. Ein Intensivseminar mit täglichen langen Meditationssitzungen, zwei Yoga-Stunden und Mantra-Singen. Du findest zu dir selbst...

Meditation Intensiv Schweigend - Live Online

Mit Meditation, Yoga und Mantra-Singen tauchst du in deine innere Welt. Ein Intensivseminar mit täglichen langen Meditationssitzungen, zwei Yoga-Stunden und Mantra-Singen. Du findest zu dir selbst...

Energie- und Chakrameditation - Ein 5-Wochen-Online-Meditationskurs

Gemeinsam meditieren, um Energien zu aktivieren und zu harmonisieren und darüber den Geist zu einer tieferen Stille und Erfahrung zu führen. Energiemeditationen aus dem Kundalini Yoga sind machtv...

Weitere Infos

Hier ein paar Infos, die vage etwas mit Thymus zu tun haben:

Yoga Psychologie Blog

Das Feld und der Kenner des Feldes – Yoga der Unterscheidung

Das 13. Kapitel der Bhagavad Gita handelt von einem sehr interessanten Konzept: dem Feld und dem Kenner des Feldes. Es ist in diesem Kapitel, wo Krishna mit der Einführung in das Jnana Yoga beg...

Pratyahara – Das Zurückziehen der Sinne

Pratyahara ist das fünfte von den acht Gliedern im Yoga nach Patanjali. Die ersten vier Glieder; Yama, Niyama, As...

Yoga und gesellschaftliches Engagement – passt das zusammen?

Viele Menschen, die **Yoga und Meditation** praktizieren, berichten über eine stärkere **Achtsamkeit** und Bewusstheit in Bezug auf ihren Körper und Geist (Chen et a...

Achtsamkeit- Einordnung und Abgrenzung

Yogis wissen es schon lange. Achtsamkeit hat eine heilende Wirkung in vielen Bereichen unseres Lebens. Seit einiger Zeit befasst sich auch die moderne Psychologie mit der Definition, therapeutis...

XVII. Herzchakra:[17]

Das **Herzchakra** ist ein Energiezentrum in der Gegend des Herzens. Herzchakra, auch geschrieben Herz Chakra, wird auch als Hridchakra bezeichnet und gehört zu den Energiezentren, die vom Anahata Chakra gesteuert werden. Andere Bezeichnungen sind auch Luftzentrum, Herzzentrum.

Om Nama shivaya und herzlich Willkommen zu einem Vortrag aus der Reihe spirituelles Wörterbuch, spirituelles Lexikon. Mein Name Sukadev von Yoga Vidya und ich möchte dich herzlich willkommen heißen zu diesem Vortrag über Herzchakra.

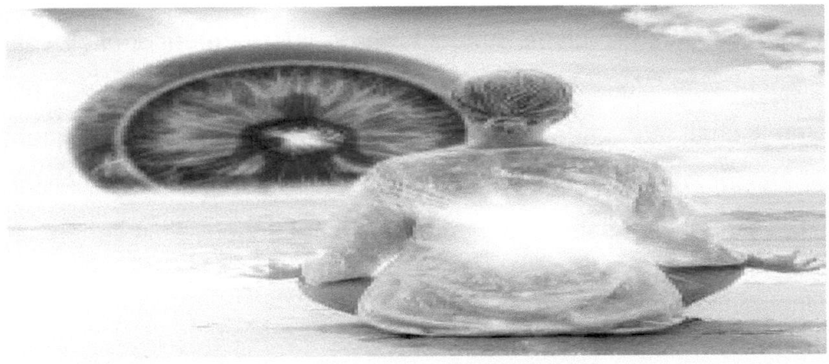

Herzchakra - erläutert vom Yoga Standpunkt aus

Lage des Herzchakras

Chakra heißt Energiezentrum, Chakra steht für ein Zentrum von spiritueller Kraft und Herz ist natürlich die Kraft des Herzens. Das Herzchakra befindet sich gemäß der Yogalehre in der Mitte der

[17] Vgl. https://wiki.yoga-vidya.de/Herzchakra

Brust. Herzchakra auf Sanskrit Hrit chakra gehört zu den Chakras die gesteuert werden von den sieben Hauptchakras. Das Herzchakra ist das Anahata Chakra. Anahata Chakra ist ein Energiezentrum in der Wirbelsäule und zwar in der Brustwirbelsäule.

Bedeutung des Herzchakras

Dieses Energiezentrum strahlt nach vorne aus und dieses Anahata Chakra hat eben als Ausstrahlung, als ksheta, das Hrit chakra und das ist ein Chakra der Freude, der Liebe, auch der Gottesliebe, aber auch der zwischenmenschlichen Liebe. Herzzentrum, Herzchakra steht auch für Offenheit für andere. Herzchakra gilt eben auch als das Luftchakra. Luft ist die Leichtigkeit, die Verbindung und die Offenheit. Wahre Liebe braucht eben auch Verbundenheit, sie braucht eine Weite, sie braucht eine Herzensöffnung und auch die Bereitschaft auf andere Menschen zuzugehen. Herzchakra steht eben für dieses Luftelement und das heißt auch Flexibilität, Anpassungsvermögen und bereit zu sein auf andere einzugehen.

Uneigennützige Liebe

In diesem Sinne, Herzchakra ist also auch die uneigennützige Liebe, die erwartungslose Liebe. Es gibt natürlich die egoistische Liebe wo du immer daran denkst was du willst, was du brauchst. Es gibt außerdem die erwartungsvolle Liebe, wo man immer erwartet der andere muss so und so sein. Und die starre Liebe, wo du denkst wenn er nicht so ist, dann ist alles schlimm. Es gibt die ängstliche Liebe und so weiter. Die Tiefe des Herzchakras steht aber für die uneigennützige Liebe, steht für die erwartungslose Liebe, die

Bereitschaft neugierig zu sein, was passiert im anderen, was geschieht mit dem anderen und was will Gott von mir?

Herzöffenende Übungen

Übung am Morgen

Wenn du morgens aufstehst, schaue nach draußen, vielleicht zur Sonne hin, zum Himmel hin, spüre einen Moment in dein Herz hinein und vielleicht kannst du auch eine Geste machen, Hände zum Brustkorb und dann die Arme nach oben und nach vorne. Und dann wieder nach innen zum Herzen und vom Herzchakra dich weit öffnen nach außen. So kannst du sagen, ich verankere mich in der Tiefe meines Herzens, ich öffne mein Herz für andere. Ich ruhe in der Tiefe meines Herzchakras und ich öffne mein Herzchakra in der Liebe für andere. Voller Freude und Liebe möchte ich meinen Tag gestalten. Voller Freude und Liebe bin ich neugierig was das Leben mir so bringt. Ich möchte auf alle Menschen denen ich begegne, mit Herz zugehen, mit Liebe, mit Offenheit und Verständnis. Ich will die Menschen die mir lieb sind und die mir lieb sind, so annehmen wie sie sind. Ich will nicht so viele Erwartungen haben, ich will offen sein. Und ich will mein Herz sogar öffnen, für die anderen, mit denen ich bisher noch nicht diese Herzensverbindung habe. Möge mein Herzchakra offen sein, möge das Herzchakra von mir mit den anderen sich öffnen. So ist ein guter Beginn des Tages.

Kontakt mit anderen Menschen

Und wenn du mit einem Menschen sprichst, bevor du mit dem Menschen sprichst kannst du ihm in die Augen schauen. Du kannst ihm natürlich auch einen guten Tag wünschen. Du kannst einen Moment spüren, dass dein Herzchakra sich mit dem Herzchakra des anderem verbindet. Du kannst diese Verbindung vom Herzen her spüren. Und wenn diese Herzchakra Verbindung zum anderen hergestellt ist, dann kann wahre Kommunikation entstehen.

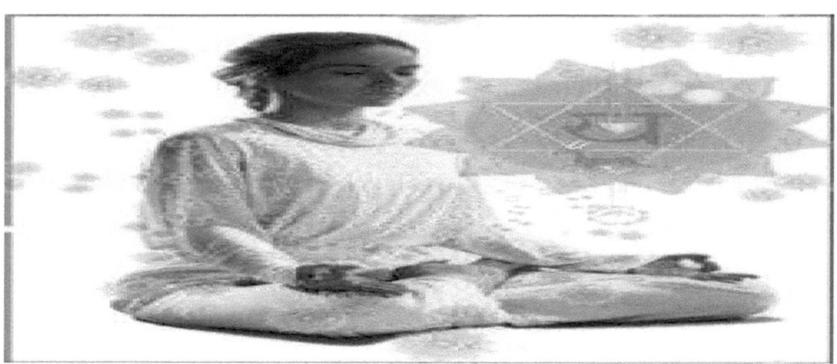

Herzchakra - erläutert vom Yoga Standpunkt aus

Natur spüren

Oder wenn du in deinen Garten gehst, bevor du all das Unkraut siehst das du weg jäten musst, usw. und all die Aufgaben, halte einen Moment inne. Lass dein Herzchakra sprechen. Spüre den Baum, spüre die Erde, spüre auch das Unkraut. Vielleicht hörst du Vögel, vielleicht siehst du etwas, spüre es von Herzchakra aus. Lass dich berühren, von dieser Schönheit, von dieser Liebe, von dieser Kraft der Natur.

Verbindung mit Menschen Wenn du in eine Fußgängerzone gehst, anstatt dich aufzuregen das dort so viele Menschen sind, die alle hin- und hergehen, halte einen Moment inne. Spüre mit deinem

Herzchakra die Menschenmenge vor dir. Öffne dein Herz. Spüre vom Herzchakra die Menschen die da sind, das Gewusel das hin und her geht, spüre vom Herzchakra her. Sogar wenn du in eine U-Bahn hineinsteigst, heiße die Menschen mit deinem Herzchakra willkommen.

Verbindung mit dem Partner/in

Und wenn du nach Hause gehst und deinen Partner oder deine Partnerin siehst, oder dein Kind, bevor du den Frust des Alltags gleich auf deinen Partner ablegst oder dich darüber ärgerst das er oder sie den Frust über dir ablegt, haltet einen Moment inne. Schaut euch in die Augen und spürt, Herz zu Herz. Ob ihr das mit einer Herzensumarmung macht, wo ihr euch ein bis zwei Minuten wortlos umarmt und Herzchakra zu Herzchakra verbindet, oder etwas aus der Erfahrung, da könnt ihr ja damit experimentieren. Aber die Grundlage der Liebe ist die Herzchakra Verbindung.

Herchakra Meditation

- Oder auch wenn du morgens oder abends meditierst, wenn du dich hinsetzt, setze dich ruhig hin, du atmest tief ein und aus, dann verbinde dich vielleicht mit einer Energie die von oben kommt. Lass diese Energie in dein Herzchakra hineingehen, spüre das. Und beim Ausatmen schicke die Herzensenergie nach vorne. Spüre dein Herzchakra, dein Herzzentrum, dein Anahata Chakra, dein rhit chakra wie es nach vorne hin weit wird.

- Wenn du willst auch von der Erde. Einatmen von der Erde zum Herzchakra, ausatmen vom Herzchakra in alle Richtungen. Oder auch erst Einatmen vom Himmel, vom Kopf zum Herzchakra, Ausatmen über das Herzchakra nach vorne. Oder Einatmen von unten zum Herzchakra und Ausatmen nach vorne. Und dann gleichzeitig Einatmen von Himmel und Erde zum Herzchakra und Ausatmen nach vorne in alle Richtungen.

- So ist es ein guter Beginn der Meditation. So beginnst du die Meditation mit Liebe und Freude. Und am Ende der Meditation schließe indem du sagst: mögen alle Menschen glücklich sein, möge es allen Menschen gut gehen, mögen sich alle um das Wohlergehen von sich selbst und von anderen kümmern. Sage das vom Herzen, vom Herzchakra aus, mit allen Gedanken des Wohlwollens. Dafür gibt es auch eine Sanskrit Vers und mit dem möchte ich gleich schließen.

Vorher noch die Bitte, wenn dir dieser Vortrag gefällt, teil ihn mit anderen. Ansonsten spüre dein Herzchakra während ich ein Herzensmantra rezitiere.

Sarvesham Svasti Bhavatu Servesham Shantir Bhavatu Sarvesham Purnam Bhavatu Sarvesham Mangalam Bhavatu Om Shanti, shanti, shanti

Sadguru natmaraj ji ki! Jaya!

Mehr zum Thema Herzchakra findest du unter den Hauptstichwörtern **Anahata Chakra** und **Herzzentrum**.

Video Herzchakra

Hier findest du ein Vortragsvideo zum Thema *Herzchakra* :

Autor/Sprecher: Sukadev Bretz, Gründer von Yoga Vidya, Seminarleiter zu den Themen Yoga und Meditation.

Herzchakra Audio Vortrag

Hier die Audiospur des oberen Videos zu *Herzchakra* :

Siehe auch

Weitere interessante Vorträge und Artikel zum Thema

Wenn du dich interessierst für Herzchakra, sind vielleicht für dich Vorträge und Artikel interessant zu den Gebieten Herz Hand und Kopf, Herbst, Hellsehen, Herzschmerz, Hier und Jetzt, Himmel und Hölle.

Chakras Seminare

Yin Lichtklang - Aktivierung des Kronenchakra

Finde zurück in deine Mitte, erde dich, um alle ChakraEnergie gebündelt in deine Krone zu senden und darüber hinaus. Während dein Körper in sanfter Dehnung entspannt, erfährst du deine Verbin...

Klangtherapie Chakra Kur

Klang und Klangschwingungen haben einen intensiven Bezug zu den Chakras, den Energiezentren. Im Yoga ist es daher eine alte

Tradition, Chakras mit Klangschwingungen zu stärken, zu reinigen und zu...

Swara Yoga - deine Energien optimal nutzen

Lerne deine Energierhythmen kennen – und optimal nutzen. Lebe in Harmonie mit den Rhythmen von Mond und Sonne, Ida und Pingala, Yin und Yang, männlich und weiblich. Erkenne, zu welchem Zeitpunkt...

Kraft und Energie durch Chakra-Therapie - Swadhisthana Chakra

Das Swadhisthana Chakra - das Sakral Chakra - liegt etwa auf Höhe des Kreuzbeins, etwas oberhalb der Geschlechtsorgane, einige Fingerbreit unterhalb des Bauchnabels. Über das Sakral Chakra werden...

Kraft und Energie durch Chakra-Therapie - Manipura Chakra

Das Manipura Chakra ist das Oberbauch- oder Nabel-Chakra, das 3. Chakra. Es befindet sich knapp oberhalb des Bauchnabels in der Mitte des Körpers, kurz vor der Wirbelsäule. Aus yogischer Sicht li...

Chakratherapie - das Herzchakra

Fühlst du dich oft kurzatmig, gestresst, treten negative Emotionen auf? Du hast Probleme in der Brustwirbelsäule? Du verstehst die anderen Menschen nicht und kannst ihre Handlungen nicht nachvoll...

XVIII. Herzzentrum:[18]

Das **Herzzentrum** ist das Energiezentrum von Liebe und Freude in der Mitte der Brust. Das Herzzentrum, Sanskrit Anahata Chakra, ist das mittlere der 7 Chakras. Meditation über das Herzzentrum kann zu sehr tiefen Erfahrungen führen.

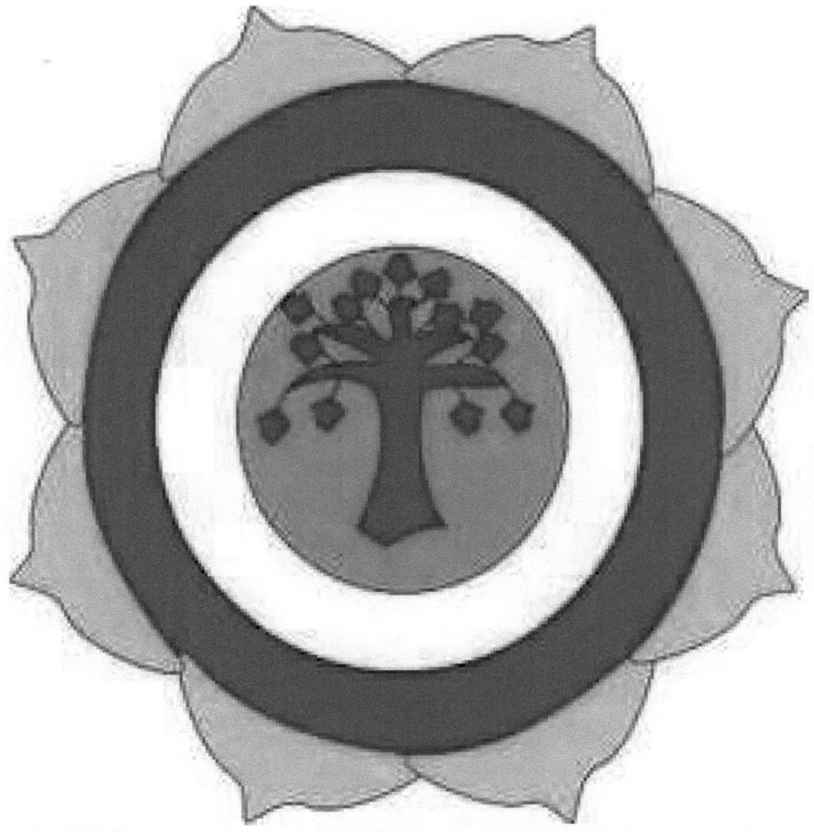

Hrid Chakra, das Herzzentrum

[18] Vgl. https://wiki.yoga-vidya.de/Herzzentrum

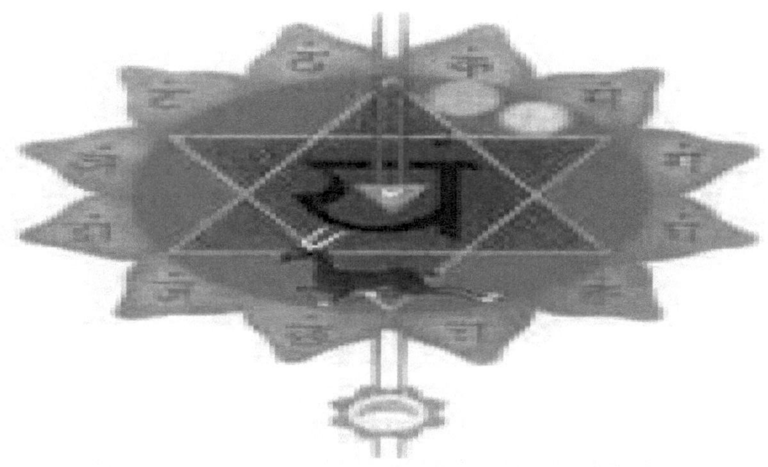

Klassische Darstellung des Anahata Chakras, das Zentrum des Herzens

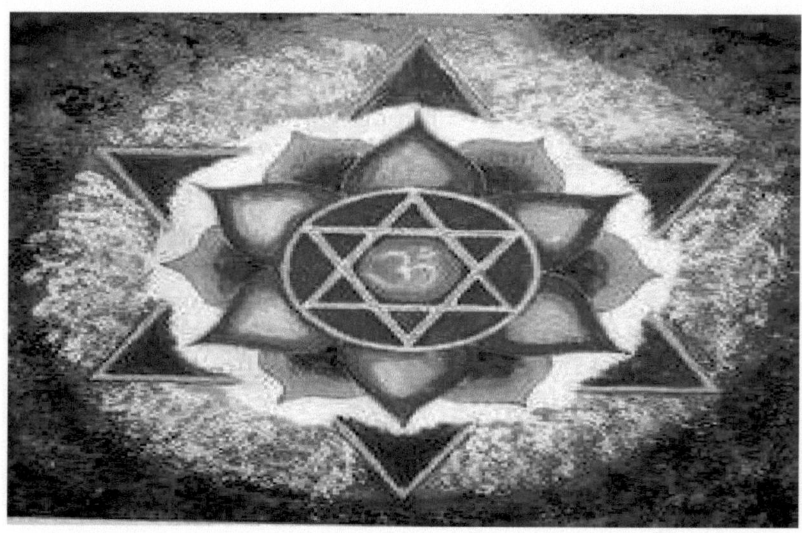

Herzzentrum - die Künstlerin Sharada hat sich hier einige künstlerische Freiheiten genommen

Chakra Meditation ist eine Möglichkeit die Seele für den Geist vorzubereiten.

Allgemeine Unterscheidung über Seele und Geist

In der Gheranda Samhita heißt es zum Anahata Chakra „lass ihn darüber kontemplieren, dass ein Meer von Nektar in seinem Herz ist: dass in der Mitte des Meeres eine Insel aus kostbaren Steinen ist..."

Die Texte der Gheranda Samhita reichen in das 17. Jahrhundert zurück und das war eine Zeit, in der gerade die Tantra-Tradition zu einer relativ hohen Blüte in Indien tendierte. In diesen Jahrhunderten bis heute entwickelte sich aus der allgemeinen Yogalehre die Tantra-Tradition, die die Chakrenlehre als ein bedeutungsvolles neues Element hervorbrachte.

In den früheren Zeiten, beispielsweise dreitausend Jahre vor Christus, als die Bhagavad Gita überliefert wurde, hätte man sich noch nicht auf ein Chakra als gegenständliche Meditation konzentriert, denn man erstrebte in diesen noch sehr lichten, einfachen, sowohl natur- als auch kosmischverbundenen Zeiten, mehr das gesamte Hineingehen und Aufgehen des Menschen im Geiste. Man erstrebte unmittelbar die Welt des Geistes, brahman. Die Entwicklung des einzelnen Energiezentrums kam erst mit der Zeit als Notwendigkeit auf, da sich mit der Evolution eine Verdichtung des menschlichen Gefühlslebens anbahnte und sich das Aufkommen eines starken irdischen Selbstgefühles und einem daraus resultierenden Materialismus herauskristallisierte. Durch diesen Abschied des Menschen aus seinem ehemals noch empfundenen natürlichen kosmischen Zusammenhang, fühlte er sich sowohl dem irdischen als auch dem geistigen Leben gegenüber befremdet. Die Wahrnehmung des Energiezentrums stellt deshalb eine Art seelische Brücke dar, die eine Verbindung zwischen Geist und irdischer Welt organisiert.

Tatsächlich befindet sich das Energiezentrum im sogenannten Astralleib des Menschen und stellt deshalb eine Art seelisches Glied dar. Man kann sagen, dass der Astralleib im Wesentlichen das Bewusstsein und das Unbewusste darstellt und dieses unterscheidet sich noch einmal von dem Wesensglied, das man als reines Selbst, als den sogenannten paramatman bezeichnet.

Die Meditation auf ein Energiezentrum will den Astralleib ordnen, erweitern und somit das Bewusstsein in seelischer Hinsicht vervollkommnen, damit der Übende eine wachsende Selbstkraft und schließlich eine zunehmende Erfahrung über das Selbst oder den Geist gewinnt. Wenn man den Begriff Geist nimmt, dann meint man damit das Höchste Selbst und wenn man den Begriff Bewusstsein nimmt, meint man im gesamten die Seele und den Astralleib.

Die Bedeutung des Anahata Chakra

Das Anahata Chakra befindet sich auf der Höhe des Herzens, es ist jedoch als feinstoffliches Zentrum nicht mit dem physischen Herz zu verwechseln. Das Organ des Herzens jedoch wird ganz wesentlich durch seinen feinen Träger, dem Chakra, gestärkt und gesund erhalten. Wenn die Gheranda Samhita vom „Meer von Nektar und von kostbaren Steinen“ spricht, so meint der Verfasser dieser Schrift die seelische Innerlichkeit als ruhiges Gefühl und die gleichzeitige Formgestalt des Chakras selbst, die metaphysisch wie ein sechseckiger Diamant oder in kristallinen Formen erscheint. Die Frage stellt sich aber dem der die Meditation über das anahata chakra beginnt, wie er am besten einen praktischen Ansatz findet, um erfolgreich zu einem Ergebnis zu kommen.

Das Herzchakra ist das Zentrum der inhaltlichen Fülle des Menschen. Je mehr jemand gute und brauchbare Inhalte bis in sein Gefühlsleben oder, anders ausgedrückt, Ideen zu Idealen verwirklicht hat, desto mehr entwickelt sich dieses feinstoffliche Zentrum, das mit zwölf Blütenblättern beschrieben wird.

Die Meditation auf das Zentrum erfolgt indirekt

Das Ziel der Meditation soll nicht darin liegen, sich schöne Emotionen und Gefühle einzubilden, in diesen zu schwelgen und sich dadurch eine pseudospirituelle Welt zurechtzurichten, sondern reale Erfahrungen zu sammeln, die dem Herzzentrum tatsächlich eigen sind. Die Seele, als Träger des Bewusstseins, soll in eine reife Blüte kommen und die möglichen Eigenschaften des bestmöglichen Charakters hervorbringen. Jedes Chakra besitzt verschiedene Eigenschaften, die den Menschen tugendhaft vervollkommnen und ihn sowohl gegenüber dem irdischen und sozialen Leben bereichern, als auch dem Geiste näher bringen. Man sagt allgemein umgangssprachlich, dass eine authentische Person besser im Herzen gegründet ist. Das Wissen ist dann nicht nur im Intellekt gegründet, sondern ganz mit dem Willen und Gefühlsleben verknüpft.

Würde man nur auf das Herzzentrum äußerlich meditieren, ohne gute seelische Inhalte in die konkrete Bewusstheit zu nehmen, könnte man das Zentrum in seiner ganzen Fülle nicht entwickeln.

Wie ist das Herzzentrum wahrnehmbar?

Die Eigenschaften des Herzzentrums sind: Innerlichkeit bei gleichzeitiger Offenheit nach außen, tiefe Ruhe bei bestehender Wachheit, friedvolle Sanftmütigkeit und dennoch konkrete Denk- und Willenstätigkeit und die Fähigkeit mit allen Menschen -gleich welcher Gesinnungsart- beziehungsvoll und aufbauend umgehen zu können. Schließlich ist eine Eigenschaft des Herzzentrums die natürliche Frömmigkeit und ein gehobener Sinn für Ästhetik. Eine weitere Wahrnehmung ist ein inneres Wärmegefühl und ein inneres Liebesgefühl als wirkliches dauerhaftes Gefühl, das sich nicht als vorübergehende Emotion zeigt.

Meist wird bei zunehmender Übung ein Farbschimmer wie bläulich mit dem Fühlen des Zentrums erlebt. Dieser bläuliche Schimmer zeigt, dass sich die Eigenschaft von Ruhe und innerer Weite erstmals im Seelen- oder Astralleib anlegt. Subjektiv erlebt eventuell der Übende diese Eigenschaften bei sich. Die blaue Farbe ist durch Weite und Ruhe zugleich gekennzeichnet. Objektiv gesehen offenbart sich das entwickelte Herzzentrum nicht durch sichtbare

Äußerungen sondern durch metaphysische Äußerungen. Bei sehr fortgeschrittenem Übungsverlauf zeigen sich beispielsweise goldene Farbtöne und sehr harmonische Rundungen und Kristallgestaltungen.

Ein praktischer Ansatz zur Meditation auf das Anahata Chakra

Zunächst wird sich der Übende des Herzzentrums etwa auf der Höhe des Herzorgans bewusst. Das Zentrum liegt genau in der Mitte zwischen drei oberen und drei unteren Zentren und vereint gewissermaßen die Kräfte des aufsteigenden Stoffwechsels mit den von oben kommenden Nerven- und Sinnesimpulsen.

Des weiteren wird sich nun der Übende auch noch einmal des physischen Herzorgans bewusst. Er geht von der Betrachtung aus, dass dieses Herzorgan nicht wie ein Motor rein mechanisch funktionert, sondern eine Art Vollzugsorgan für den gesamten Kreislauf darstellt. Es ist nicht wie eine Pumpe, wie das Rudolf Steiner in seiner Okkulten Physiologie gegenüber der Wissenschaft kritisierte, sondern das Organ bildet einen lebendigen Mittelpunkt für das strömende Blut. Das Herz bildet die Mitte für den Kreislauf.

Der Übende betrachtet nun dieses Herz noch erweitert als Organ, in dem sich alle Impulse, die sowohl vom Kosmos über das menschliche Denken und Wahrnehmen treffen, als auch alle irdischen Ströme sammeln, die mehr durch die unteren Chakren unbewusst aufgenommen werden. Das Herz bildet genau den Mittelpunkt zwischen irdischer und geistiger Welt. Es bildet und organisiert ein beständiges Gleichgewicht zwischen oben und unten.

Indem sich der Übende dieses Herz genau in der Mitte von Geist und Materie vorstellt, gewinnt er ein erstes Fühlen von Ruhe und gleichzeitiger Offenheit nach außen. Er beginnt das Zentrum fühlend zu erleben.

Dieses Erleben des Herzensfühlens kann er beispielsweise durch die sogenannten Gleichgewichtsübungen wie vriksasana oder padangusthasana fördern. Indem der Übende das Gleichgewicht in der Stellung halten muss, bewahrt er seine Sinne im Raum ohne diese zu fixieren und gleichzeitig hält er die Wirbelsäule im stabilen, aufgerichteten, nicht schwankenden Stand. Er ist nach innen ruhig und nach außen wahrnehmend. Indem er auf dieses Empfinden bei Gleichgewichtsstellungen achtet, erlebt er in einer ersten Bewusstheit das Herzzentrum.

Die Förderung von bestimmten Seeleneigenschaften zur Entwicklung des Herzzentrums

Für die Entwicklung des Herzzentrums muss sich der Einzelne unbedingt darin üben, gute Empfindungen und Gefühle zu fördern und übertriebene Emotionen zu meiden. So wie Schrecken auf das physische Herzorgan belastend wirken, können zu viele und unangebrachte Emotionen ebenfalls das physische Herz belasten. Das Chakra als feinstoffliches Organ reagiert außerordentlich sensibel auf emotionale Einflüsse. Gute Gefühle jedoch, die dem sozialen Leben nahe treten und geistig wahrer Art sind, stabilisieren das Zentrum.

Die Entwicklung von guten Gefühlen entsteht durch die bewuste Förderung von wahren und logischen Vorstellungen. Es gibt nichts abträglicheres für das Herzzentrum als emotionales Durcheinander und unlogisch wirre Denkvorgänge. Wenn man von Denkvorstellungen spricht, so ist es wichtig, dass diese möglichst emotionsfrei und in geordneter Weise stattfinden. Sie sind auch von Affirmationen und Autosuggestionen zu unterscheiden, denn diese stellen eine passive Leistung, die an den Körper gerichtet ist, dar, während die aktiven Denkvorstellungen tatsächlich eine Art Schulungsdisziplin darstellen. Es handelt sich bei der Entwicklung von wahren Vorstellungen um logische Denkverrichtungen, die im Yoga mit nyaya bezeichnet werden.

Man stelle sich zum Beispiel einen Kreis vor, der ohne Anfang und ohne Ende ist und werde sich dabei bewusst, dass dieser Kreis an jedem einzelnen Abschnitt die gleiche Außenrundung und in Analogie dazu die entsprechende Innenrundung besitzt. Man konzentriere sich beispielsweise einige wenige Minuten auf diesen Kreis und auf seine Eigenschaften der gleichmäßigen Rundungen. Die Übung wird nur in Gedanken ohne jegliche Emotion vollzogen. Es wird jedoch durch diese Übung eine Vorstellung aktiv erzeugt. Der Kreis wird gemäß der genau vorgenommenen Vorstellung wie automatisch und fortsetzend zu einem inneren Bild geschaffen. Dieses Bild des Kreises mit der gleichmässigen Rundung an der Peripherie schenkt schließlich eine Empfindung von Regelmässigkeit, Ordnung und Harmonie. Das Ergebnis der Übung zeigt sich sehr sensibel in Beruhigung der Emotionen und fördert gleichzeitig eine Erweiterung einer subtilen Empfindung über das Wesen des Runden, Geschlossenen und Harmonischen.

Indem der Übende logische Vorstellungen erzeugt, die er bis zur ruhigen Empfindung entwickelt, fördert er das Herzzentrum. Er wird nach wenigen Minuten eine Art innerliche Einkehr im Herzen und gleichzeitig dennoch ein größeres Potential an Wachheit sowie eine angenehme Beziehungfreude verspüren. Durch diese Auseinandersetzung erlebt er auf empfindsame Weise einen wahren Vorstellungsinhalt in seiner Seele.

Die Konkretheit der Meditation

Ganz allgemein kann eine Meditation auf gegenständliche oder auf nichtgegenständliche Weise stattfinden. Das Schließen der Augen, das sogenannte Abschalten von Gedanken und das gelöste zur Ruhefinden, wären maximal als Entspannung zu nehmen, dürfen aber noch nicht mit Konzentration und Meditation verwechselt werden. Der Übende, der ein chakra entwickeln möchte, sollte möglichst ein sogenanntes Eintauchen des Bewusstseins in eine innere Leere, das wäre eine Meditationsform, die dem Nichtgegenständlichen entspricht, meiden.

Ein chakra ist durch Eigenschaften und Inhalte gekennzeichnet, und wenn diese entwickelt werden, gewinnt der Astralleib eine zunehmende lichte Formgestalt. Aus diesem Grunde bedarf es bei den verschiedenen Konzentrations- und Meditationsübungen auf ein chakra der unbedingten sorgfältigen Wahl und Konkretheit der Inhalte. In ganz besonderem Maße sollte der Übende, der beispielsweise auf das Herzchakra seine Meditation richtet, möglichst logische und vorstellbare Bilder ersuchen, damit er das Denken in geordneter Weise zum Fühlen entwickelt und auf dieser Grundlage die erste Einkehr in die innere Ruhe des Zentrums findet.

Häufig besitzt heute der Übende, der meditieren möchte, eine Angst vor der Konkretheit, die ein Gedanke, wenn er zur Vorstellung entwickelt wird, aufweisen muss. Er glaubt, geprägt durch die einseitigen Wissenschaften, dass die Konkretheit in einem Gedanken wie eine materialistische Anbindung wäre und möchte sich in eine Art innere Welt flüchten. Obwohl keinesfalls Intellektualismus die Maßeinheit der Meditation darstellt, so muß dennoch ein Inhalt in bestmöglicher Vorstellung zum Gegenstand der Konzentration und Meditation werden.

Ein konkreter Gedanke, wie beispielsweise derjenige über einen Kreis, bildet eine neutrale Instanz, die weder materiell gebunden noch emotional mit den unbewussten Trieben verwickelt ist. Das Objekt des Kreises, gedanklich und bildhaft erfasst, stellt vielmehr den Anfang der Meditation dar und fördert durch die entsprechende ruhige Konzentration die Atmosphäre, die erst die Meditation im weiteren Verlauf ermöglicht.

Indem der Übende beispielsweise den Kreis nicht nur symbolisch sondern als Realität des Lebens, als eine Realität des Runden und sich forttragenden Unendlichen erlebt, beginnt er in sich diesen zu fühlen. Eine Idee gewinnt Gestalt, sie wird Inhalt und sie wird im Inneren erlebt. Das Herzchakra nimmt dieses Gefühl auf und entwickelt beispielsweise eine erste schöne sowohl in sich runde als auch sechseckige Gestaltung.

Verschiedene Meditationsinhalte zur Entwicklung des Herzzentrums

Die Chakra-Meditation auf das Herz beschränkt sich nicht nur darauf, dass der Übende sich auf die lokale Region, in der sich das Zentrum befindet, ausrichtet. Er wählt, wie erwähnt, einen geeigneten Inhalt in konkreter Form, konzentriert sich für eine Zeitdauer von drei bis zehn Minuten auf diesen und prüft im nachhinein seine Empfindungen. Er frägt sich schließlich ob die Empfindung zu ruhiger Einkehr nach innen und zu größerer Beziehungfreude nach außen geführt hat und beurteilt auf dieser Grundlage seinen Fortschritt. Eine Meditation sollte keinesfalls zu Verschlossenheit im eigenen Charakter und inhaltsloser Leere führen, sondern vielmehr eine empfindsame Beziehungsfreude fördern und dennoch eine stabile Einkehr in die Seele schenken.

Für die Meditation auf das Herzzentrum eignen sich nicht nur geometrische Symbole wie ein Kreis, ein Dreieck usw., sondern des weiteren verschiedenste Verse aus der Bhagavad Gita, Mantren, am besten mit inhaltlicher Auseinandersetzung, Absätze von Schriften oder unterschiedlichste Formgestalten, die in der Welt beobachtbar sind. Wer beispielsweise seine Konzentration auf eine Gewölbeform eines Gebäudes richtet und sie im Unterschied zu einer eckigen Zimmerdecke betrachtet, erlebt relativ schnell eine Empfindungseinkehr in seine Seele und fördert sein Herzzentrum.

Eine ganz besondere Anregung zur Entwicklung des Herzzentrums entwickelt sich, wenn man den Ausgang der Meditation von einem Begriff nimmt. Man stelle an den Anfang der betrachtenden Phase zum Beispiel den Begriff Wesen, bhutani. Der Begriff erscheint in der Bhagavad Gita auf zahlreiche Weise. Indem man sich nun eine reale Vorstellung über diesen Begriff bildet, wird man bald auf empfindungsvolle Weise erkennen, dass das Wesen eine unsichtbare sogenannte astrale Existenzeinheit bildet. So wie man die Luft in spürbaren Zügen materiell wahrnehmen kann und durch die Atemorgane erspüren lernt, kann man schließlich das unsichtbare Wesen dieses Luftelementes langsam und real entdecken lernen. Das Wesen der Luft ist Ausdehnung und gleichzeitig ist es, wie man es im Yoga naturgemäß bewertet, mit der Energie, mit prana, verwandt. Das Wesen selbst aber ist unsichtbar und dennoch ist es für den Menschen bewusstseinsmässig zugänglich, erfahrbar und erkenntnismässig zu verarbeiten. Wer in die Tiefe einer Sache eindringt, von der äußeren Erscheinung in die innere Natur oder in das Wesen, der fördert sein Herzzentrum.

Die logische Folge, die in der Entwicklung von Begriffen erarbeitet wird, und von der Vorstellungsbildung bis in die Empfindungsentwicklung absolviert wird, führt zur Erfahrung des Herzzentrums.

Das Herzzentrum und die Entspannungslage im Yoga, savasana

Logische, in der Reihenfolge sinnvoll abgestimmte Denkvorgänge, fördern eine innere Ruhe und harmonische Einkehr in die Seele. Indem man beispielsweise eine Autosuggestion über die verschiedenen Gliedmaßen, die zu entspannen sind, in der Entspannungslage vornimmt, entwickelt man, ohne es zu wissen, eine ersteVorstellung. Man leitet als Yogalehrer an „Entspanne die Fußknöchel". Schließlich folgt man weiter nach oben „Entspanne die Waden, das Kniegelenk, die Kniescheibe usw." Der Gedanke gleitet in dem Moment der Wortformulierung an die entsprechende Körperstelle und bildet für kurze Phasen ein Bild über die entsprechende anatomische Form. Indem nun der Yogalehrer sich in der Beschreibung des Kniegelenkes präzisiert und beispielsweise in der Anleitung der Entspannungsübung sagt: „Das Kniegelenk wird von straffen Bändern links und rechts gut gehalten und unter der Kniescheibe befinden sich die Kreuzbänder", entwickelt der Klient eine erweiterte Vorstellung, die dem Körper logischerweise entspricht. Auf natürliche Weise stärkt sich durch diese Vorstellungsinhalte ein freies bildliches Denken und das Herzzentrum zieht einen sensiblen Nutzen aus diesen Aktivitäten.

Deutlich wird dieser Unterschied des bildlich vorstellenden Denkens zu dem wirren Denken. Würde man als Yogalehrer die Entspannung durcheinander ansagen und zum Beispiel mit oberflächlichen Worten vom Arm zum Bauch springen und vom Bauch wieder zum Bein und so weiter, würde der Blutkreislauf infolge des unlogischen

Denkens nur schwer zur Ruhe kommen können und im Herzen kann der verinnerlichende Sammelpunkt nicht erlebt werden.

Heinz Grill ist Heilpraktiker, Autor spiritueller Literatur und der Begründer eines geistigen Schulungsweges, des „Yoga aus der Reinheit der Seele“, später von ihm auch als „Neuer Yogawille“ benannt.

XIX. Luftzentrum:[19]

Als **Luftzentrum** bezeichnet man im Kundalini-Yoga das Chakra des Herzens. Das vierte dieser großen Chakras ist Anahata-Chakra, manchmal als das innerste Chakra oder auch das unangeschlagene Chakra übersetzt, das was aus sich heraus Freude gibt.

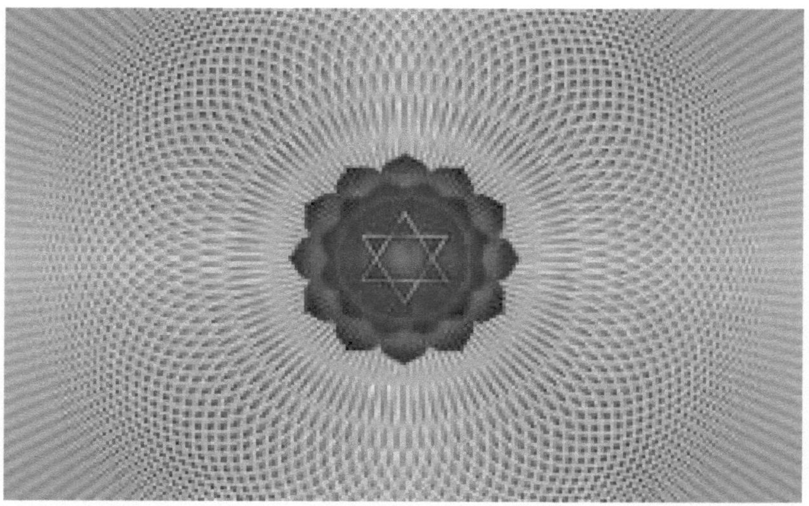

Öffne dein Herz, dein Zentrum, das Luftzentrum

Das Herzchakra - Luftzentrum - und alle Elemente der 7 Hauptchakras

Anahata-Chakra wird als das Luftzentrum oder auch als Luft-Chakra bezeichnet, weil jedes dieser sieben Hauptzentren, Hauptchakras, einem bestimmten Element zugeordnet ist.

[19] Vgl. https://wiki.yoga-vidya.de/Luftzentrum

1. Chakra Muladhara ist das Erdzentrum: Zentrum von Festigkeit und Stärke

2. Chakra ist das Wasserzentrum: Wasser Hingabe, Fließen und Kreativität

3. Chakra ist das Feuerzentrum: Durchsetzungsvermögen, Enthusiasmus, Begeisterung

4. Chakra ist das Luftzentrum: Offenheit, Weite, Freude, Herzensenergie, reine Liebe

5. Chakra ist das Ätherzentrum

6. Chakra ist das Zentrum des reinen Geistes / Intuitionszentrum

7. Chakra ist das Zentrum der unendlichen Gnade

Wenn du dich auf dein Herzzentrum / Luftzentrum konzentrierst, spürst du dort Freude und Liebe und zwar bedingungslose Freude und Liebe, was mit Luft zu tun hat. Luft ist weit, leicht, nicht fest, ohne Vorurteile. Wenn das Herz wirklich spricht, dann nimmt es den anderen so an, wie er wirklich ist. Tiefe Freude braucht nichts Äußeres. Es ist die Tiefe in deinem Herzen.

Video Luftzentrum

Hier findest du ein Vortragsvideo über *Luftzentrum* :

Sprecher/Autor: Sukadev Bretz, Gründer von Yoga Vidya, Ausbildungsleiter zu Yoga und Meditation.

Luftzentrum Audio Vortrag

Hier die Audiospur des oberen Videos zu *Luftzentrum* :

Siehe auch

Weitere interessante Vorträge und Artikel zum Thema

Wenn du dich interessierst für Luftzentrum, sind vielleicht für dich auch Vorträge und Artikel interessant zu den Themen Luftanhalten, Löwengebrüll, Lotus Bedeutung, Macht, Magie des Hatha Yoga, Mahayana Buddhismus.

XX. Anahata Chakra:[20]

Anahata Chakra: (Sanskrit: anāhatacakra *n.*) "Chakra des nicht angeschlagenen Tones", auch Herz-Chakra, Herzgeflecht, Kardialplexus und Herz-Lotos genannt; Energiezentrum im Herzbereich bzw. in der Brustwirbelsäule, welches mit Hrid Chakra korrespondiert.

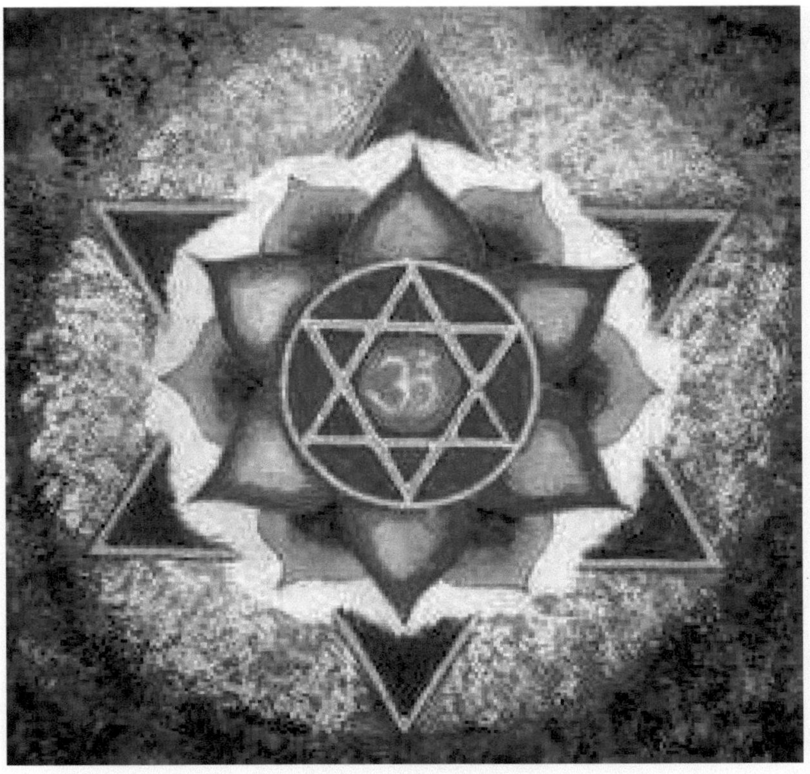

Künstlerische Darstellung des Anahata Chakras von Sharada Steffens. Anahata Chakra ist eines der Hauptchakras im Yoga

[20] Vgl. https://wiki.yoga-vidya.de/Anahata_Chakra

Das Anahata Chakra ist das mittlere der sieben Hauptchakras und stellt eine Brücke zwischen den drei unteren, weltlich orientierten und den drei oberen, spirituell ausgerichteten Chakras dar – eine Verbindung zwischen ich und Ich. Das Anahata Chakra ist der Ort, von dem aus Anahata Nada seinen Anfang nimmt. Es trägt den Schlüssel für den Raum bedingungsloser Liebe und unermesslicher Freude.

Weiterführende Informationen zu den anderen Haupt-Chakras findest du unter dem **Hautpstichwort 7 Chakra-Lehre**.

Sukadev über das Anahata Chakra

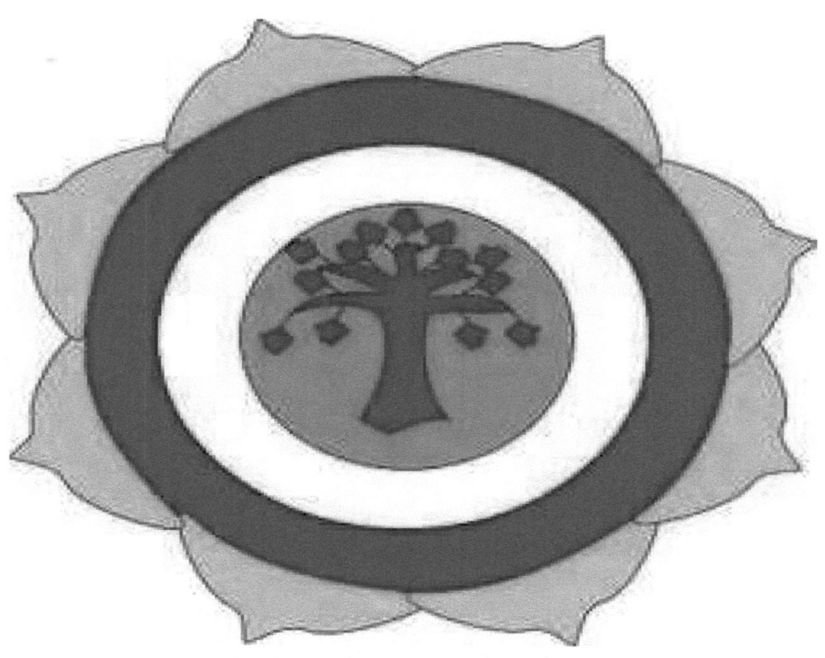

Hrid Chakra

Niederschrift eines Vortragsvideos über Muladhara Chakra

Anahata Chakra ist das Herzzentrum. Der Name kommt von Anahata, das heißt "nicht angeschlagen". Das kommt zunächst einmal daher, dass innere Klänge, Anahata Nada, im Herzen hörbar sind. Das heißt Klänge, die im Inneren entstehen. Wenn es absolut ruhig ist oder du deine Ohrknöpfe verschließt, dann hörst du einen inneren Klang. Und dieser Klang scheint von innen heraus zu kommen. Er kann auch von oben kommen, er kann von links nach rechts kommen, aber du kannst dich besonders auf das Herz konzentrieren, dann hörst du diese inneren Klänge.

Anahata Chakra ist auch das Chakra der reinen Liebe, der bedingungslosen Liebe. Sie muss nicht von außen angeschlagen werden. Anders ist es bei einem Musikinstrument, zum Beispiel einer Zimbel oder auch einer Glocke. Du musst sie von außen anschlagen, damit sie klingt. Dein Herz muss nicht von außen angeschlagen werden, im Sinne von, dass irgendjemand etwas tut. Du kannst Liebe von innen heraus spüren. Das Anahata Chakra ist das Chakra der Liebe und der Freude. Und der Name drückt eine bedingungslose Freude, eine bedingungslose Liebe aus, sie braucht nichts. Die Liebe ist einfach da.

Der Sitz des Anahata Chakras ist übrigens in der Wirbelsäule, auf Höhe der Brustwirbelsäule. Also nicht hinten, wo die Wirbel enden, am hinteren Ende der Wirbelsäule am Rücken, da sind ja die Dornfortsätze, sondern weiter vorne, dort ist das eigentliche Anahata Chakra. Und das Anahata Chakra hat ein zweites Chakra, das von ihm gesteuert wird, das sogenannte Hrid Chakra. Und das

Hrid Chakra ist etwa auf dieser Höhe und etwa in der Mitte der Brust. Das Hrid Chakra ist das Chakra, welches du am meisten spürst. Hrid ist das Herz und Hrid Chakra ist das Herz Chakra, in der Mitte der Brust. Und dieses Hrid Chakra wird gesteuert vom Anahata Chakra. Und dieses Anahata Chakra ist das Zentrum der bedingungslosen Liebe und Freude.

Swami Saradananda über das Anahata Chakra

Niederschrift eines Vortrages zur Shiva Samhita

Anahata Chakra verkörpert das Luftelement und den Tastsinn - nicht nur körperlich, sondern auch energetisch als Berührung durch das Leben oder durch Musik. Meistens legen wir automatisch unsere Hand auf das Herzzentrum, wenn uns etwas berührt. Das tun auch Menschen, die nichts über Chakras wissen. Es ist die Energie des Tastens und auch des Greifens. Ich benutze meine Hände und taste etwas. Es gibt kleinere Chakras in den Händen und wir nutzen unsere Hände, um Herzensarbeit zu leisten. Zum Beispiel wenn du hinfällst, dann legst du deine Hand auf eine schmerzhafte Stelle. Oder wenn es jemandem schlecht geht, dann legst du ihm die Hand auf die Schulter oder den Arm. Es ist wie ein Instinkt, wir machen es automatisch. Warum machen wir das? Wir merken instinktiv, dass eine Stelle wenig Prana hat. Die Hände übergeben die Energie des Herzens.

Die Herzenergie wird zwischen dem 4. und dem 5. Lebensjahr gebildet. Das Kind beginnt zu verstehen, dass auch andere Gefühle haben. Selbstlose Liebe und Mitgefühl entstehen.

Liebe bei kleineren Kindern ist oft selbstbezogen, weil sie noch nicht in der Lage sind, zu verstehen. Sie nehmen, weil sie sich selbst nicht versorgen können. Die Gefühle von Freude und Gleichgewicht entstehen mit der Bildung des Herz-Chakras. Zwei gleichschenklige Dreiecke, die ineinander verschlungen sind, stellen Shiva und Shakti dar. Shiva, das Dreieck, das noch oben zeigt. Shakti, das Dreieck, das nach unten zeigt. In der Mitte ist die energetische Mitte des Chakras. Hier liegt Vishnu Granthi, der Energieknoten, der die Kundalinienergie daran hindert, weiter aufzusteigen. Wenn du jemandem nicht vergeben kannst, gibst du ihm immer noch Energie. Deine Energie. Daher vergebe ihm, um keine weitere Energie mehr zu vergeuden. Vergeben bedeutet nicht, zu vergessen, sondern im Herzen loszulassen. Bevor du nicht allen vergeben hast, kann sich Vishnu Granthi nicht lösen.

Die Energie des Herzchakras ist auch, lieber geben zu wollen als zu nehmen. Aber bevor du etwas geben kannst, musst du etwas haben. Du kannst nicht ausatmen ohne einzuatmen. Zum Beispiel die Mutter, die sich schuldig fühlt, weil sie zur Yogastunde kommt statt die Zeit ihrer Familie zu widmen. Aber erst wenn sie Energie hat, durch die Yogastunde, dann kann sie ihrer Familie auch wirklich etwas geben. Du musst dich zuerst um dich selbst kümmern, bevor du anderen helfen kannst. Jedes Chakra hat also auch eine negative Energie. Und jeder wird irgendwann einmal im Ungleichgewicht in seinem Herzchakra gewesen sein. Vielleicht ist auch jemand gestorben, der dir nahe stand. Kummer ist der negative Aspekt des Herzchakras. Es ist wichtig durch den Kummer durchzugehen, aber dann loszulassen. Ein gebrochenes Herz ist eine Disbalance im Herzen.

"Wes das Herz voll ist, des geht der Mund über"

Diese lutherische Übersetzung von Matthäus 12, 34 bringt zum Vorschein, wie wir ins Fließen kommen, wenn wir im Herzen sind. Dann sprechen wir die Sprache des Herzens und diese Sprache ist eine Sprache der Liebe, der Ehrlichkeit und des Mitgefühls.

Im Grunde unserer Herzen "wissen" wir, dass wir ein Herz und eine Seele sind. Und wenn wir es doch wieder einmal vergessen haben, weil so ein herzloser Herzensbrecher gerade unser Herz gestohlen hat und unsere Herzen deshalb schwer, kalt und hart werden, sich zu Stein oder Eis verwandeln, bluten, in die Hose rutschen, vor Schreck stocken, sich zusammenkrampfen oder vor Angst bis zum Hals schlagen, dann erinnern uns unsere herzensguten Freunde, Kinder, "Der kleine Prinz" und andere Gurus, die ein großes Herz für uns haben, wieder daran, nicht traurigen Herzens, einsame Herzen zu bleiben, sondern uns ein Herz zu fassen, ihnen unsere Herzen auszuschütten, um unseren Herzen Luft zu machen und ihrem herzlichen Rat mit den zu Herzen gehenden Worten, bei denen uns ganz warm ums Herz wird, mit Herz und Hand zu folgen, sodass unsere Herzen bald wieder warm werden, aufgehen, höher schlagen, lachen, vor Freude zerspringen wollen und wir unserem Herzensbrecher schließlich beherzt wiederbegegnen und reinen Herzens sagen können: "Ja. Man sieht nur mit dem Herzen gut!" (Saint-Exupéry)

Unsere Sprache ist voll von Ausdrücken, die sich auf das Herz beziehen. In ihr spiegelt sich der hohe Wert des Herzens und der Liebe in unserem Leben wider. Auch unsere Gestik unterstreicht diese Bedeutsamkeit des Herzens, da wir, wenn wir von uns selbst sprechen, die Hand zum Herzen führen. Ein volles Herz ist ein Herz voll Liebe, ohne Angst, ein blühender zwölfblättriger Lotos, pranadurchflutetes Anahata Chakra. Menschen, deren Herzchakra entfaltet ist, besitzen die Gabe, andere mit ihren Worten zu berühren.

Auf Tuchfühlung mit dem Anahata Chakra - Die Eigenschaften des Anahata Chakra

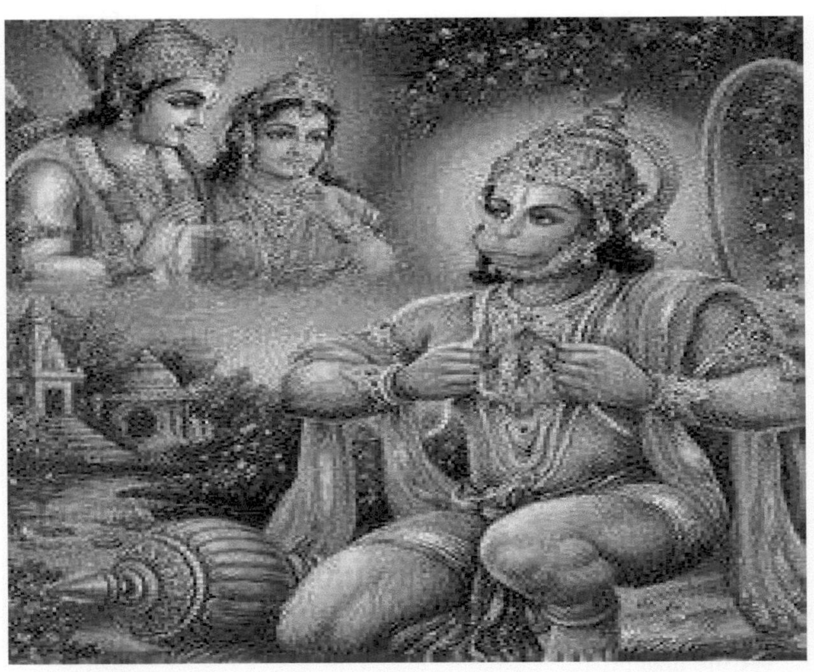

Hanuman - der große Bhakta trägt Sita und Rama im Herzen

Übersicht zum Anahata Chakra und seinen Entsprechungen

- **Bedeutung des Namens**: unangeschlagen, ungetroffen, unverletzt, unbeschädigt
- **Sitz**: Mitte der Brustwirbelsäule
- **Kshetra (korrelierendes Chakra)**: Hrid Chakra
- **Hormondrüse**: Thymusdrüse
- **Nervengeflecht**: Herzgeflecht (Plexus cardialis)
- **Innere Farbe**: Blau
- **Aura-Farbe**: Grün
- **Tattwa (Element)**: Vayu (Luft)
- **Charaktereigenschaften des Elements**: Offenheit, Anpassungsfähigkeit, Toleranz, Kommunikation, Weite, vielseitiges Interesse, Verstehen, Aufnahmefähigkeit
- **Bija Mantra**: Yam
- **Yantra**: Sechszackiger Stern
- **Tier**: schwarze Antilope/ Gazelle/ Reh
- **Vorherrschende Sinneswahrnehmung**: Tastsinn
- **Sinnesorgan**: Haut
- **Handlungsorgan**: Hände
- **Anzahl der Blütenblätter/ Nadis**: zwölf
- **Farbe der Blütenblätter**: zinnoberrot
- **Bija Mantras der Blütenblätter**: Kam, Kham, Gam, Gham, Ngam, Cham, Chham, Jam, Jham, Njam, Tam, Tham
- **Gott**: dreiäugiger Shankara (oder Shiva)
- **Göttin**: Kakini
- **Loka (Ebene)**: Maharloka

- **Sharira (Körper)**: Sukshma Sharira (astral)
- **Kosha (Hülle)**: Vijnanamaya Kosha (geistig-intellektuell)
- **Granthi (Knoten)**: Vishnu Granthi
- **Höhere Eigenschaften**: Ananda , Liebe, Hingabe
- **Motivation**: Dienen, reine Liebe, Vision Gottes
- **Surya Namaskar-Stellung**: 1,7
- **Asana (Körperstellung)**: Matsyasana - Fisch, Bhujangasana - Kobra, Dhanurasana - Bogen, Kapotasana - Taube, Ushtrasana - Kamel, Halasana – Pflug
- **Herrschender Planet**: Venus
- **Edelsteine**: Jade, Aventurin, Smaragd, Chrysokoll, Moosachat, Olivin
- **Aromen**: Jasmin, Rose, Kardamom

Nähere Erläuterungen zur Übersicht

Das Anahata Chakra ist das vierte der sieben Hauptchakras. Als Herzzentrum schlägt es eine Brücke von den unteren drei Chakras, die für die Entwicklung und Entfaltung der Persönlichkeit wichtig sind, zu den oberen drei Chakras, denen das Potential inneliegt, die Grenzen der Persönlichkeit wiederum zu transzendieren und eine höhere Wirklichkeit zu erfahren. Also vom relativem zum absoluten Aspekt unseres Seins. Im Kundalini Yoga ist das Herz-Chakra von großer Bedeutung, da die Kundalinienergie sich bei ihrem Aufstieg in der Regel hier besonders lange aufhält.

Anahata bedeutet "unangeschlagen, ungetroffen, unverletzt, unbeschädigt". Dies bezieht sich auf den mit Anahata Chakra verbundenen Anahata Nada, auf die inneren kosmischen Klänge, die ohne jegliche Reibung (Anschlagen, Anstreichen, Anzupfen) existieren und uns, wenn wir uns tief genug in sie versenken, zum Ursprung unseres Seins führen können.

Das Anahata Chakra hat seinen Sitz in der Mitte der Brustwirbelsäule, von wo aus es nach vorn ausstrahlt und ein in seinem vorderen Kshetra (Energiefeld) liegendes Nebenchakra, das Hrid Chakra, steuert. Oftmals fällt es uns leichter, dieses vordere Chakra zu spüren. Das Anahata Chakra dirigiert außerdem die Thymusdrüse und das Herzgeflecht und nimmt somit Einfluss auf Immun- und Herz-Kreislauf-System des Körpers. Im physischen Körper kontrolliert das Herzchakra das Herz, die Lungen, den Blutkreislauf, das Lymphsystem, Brustkorb, Arme und Hände. Wenn du Atemprobleme hast oder Brustkrebs, dann besteht ein Ungleichgewicht im Herzchakra. Anahata steuert auch den Tastsinn. Fühlen, Spüren, Berühren, Berührtwerden und Umarmen drücken sich aus über Haut und Hand.

Die Aura-Farbe Grün ist die äußere Farbe, mit welcher das Chakra ausstrahlt. Die innere Farbe Blau ist die Farbe des Elements Luft (Vayu), welches durch Anahata Chakra regiert wird. Im Ayurveda entspricht also das Luft-Dosha Vata dem Anahata Chakra. Luft ist formlos, dehnt sich bei Wärme aus und zieht sich bei Kälte zusammen. Sie kann einen Raum erfüllen oder etwas umhüllen. Luft ist klar und rein, sie verkörpert die Weiten des Himmels. Sie zeichnet sich aus durch Leichtigkeit, Durchlässigkeit, Bewegung und Wandlung. Entsprechend bringt dieses Tattwa Charaktereigenschaften wie Offenheit, Anpassungsfähigkeit, Toleranz, Aufnahmefähigkeit, K ommunikation, Weite, vielseitiges Interesse und Verstehen mit sich. Luft ist aber auch "ein leichtes Element und rennt wie ein junger Hirsch mit schnellen Sprüngen einmal hierhin und einmal dorthin. Liebe zu den Menschen, der Natur und zu Gott bildet die Motivation zur Erlangung höchster Harmonie." (Rhyner, Das neue Ayurveda Praxis Handbuch, S.93)

Durch Rezitation des Bija Mantras "Yam" wird das Herz in Schwingung versetzt, sodass sich Blockaden in diesem Bereich lösen können. Auch durch Visualisierung des Hexagramms, des Yantras des Anahata Chakras oder durch das Sich Vorstellen der schwarzen Antilope, des Tieres des Anahata Chakras, kann Anahata Chakra aktiviert werden. Die Antilope (bzw. Gazelle oder Reh)verkörpert Leichtigkeit, Zartheit, Sensibilität, Anmut und Wachs amkeit.

Der Lotos des Anahata Chakras hat zwölf zinnoberrote Blütenblätter, also zwölf Hauptnadis, die durch das Chakra hindurchgehen. Ihre Energie drückt sich in ihrer tiefroten Farbe aus und kann durch die Bija Mantras der Blütenblätter Kam, Kham, Gam, Gham, Ngam, Cham, Chham, Jam, Jham, Njam, Tam, Tham - Laute des Sanskrit-Alphabets, die bestimmte Frequenzen besitzen - aktiviert werden. Diese Energie dehnt sich in zwölf Richtungen, also in alle Dimensionen, aus. Dadurch stellt das Anahata Chakra das Gleichgewicht im Energiefluss des Körpers her.

Auf die Kraft des Gleichgewichts des Anahata Chakras verweist auch die Ausgeglichenheit seines Yantras. Der sechszackige Stern setzt sich aus zwei ineinander verschränkten gleichseitigen Dreiecken zusammen, von denen eines nach oben und eines nach unten gerichtet ist. Nach tantrischer Tradition zeigt sich darin die harmonische Vereinigung des männlichen und weiblichen Prinzips - von Shiva und Shakti.

Auch Mahar Loka, die Ebene des Anahata Chakras und eine der sieben Himmelswelten der hinduistischen Kosmologie, deutet als großartige Ebene, auch als Ebene des Gleichgewichts bekannt, auf die bereits erwähnte verbindende und harmonisierende Funktion dieses Chakras. Im Mikrokosmos des menschlichen Körpers entspricht Mahar Loka dem Astralkörper (Sukshma Sharira) und der geistig-intellektuellen Hülle (Vijnanamaya Kosha).

Dem Anahata Chakra entsprechen bestimmte göttliche Attribute, die sich durch die ihm innewohnenden Gottheiten ausdrücken. Zum einen wohnt hier der kampferblauhäutige Ishana Rudra Shiva, aus dessen Locken die heilige Ganga fließt. Er sitzt, von Schlangen umwunden, mit Trishul in seiner rechten und Damarutrommel in seiner linken Hand auf einem Tigerfell. All diese Merkmale geben Hinweis auf sein friedfertiges, wohlgesonnenes, leidenschaftsloses und ständig glückliches Wesen. Er ist von der Welt losgelöst, denn er weiß um "Aham Brahmasmi". Zum anderen findet sich im Anahata Chakra ein Lingam mit Rudra Shiva als Sadashiva, als ewigem Wohltäter.

Das Herzchakra wird außerdem von der vierköpfigen Göttin Kakini bewohnt. Sie ist rosa- oder goldgelbfarben, trägt ein himmelblaues Gewand und sitzt auf einem

Lotos. In den Händen hält sie Trishul, Schwert, Schild und Totenkopf - Symbole, die Hinweis darauf geben, dass sie die Kraft hat, Prozesse des Schöpfens, Erhaltens und Zerstörens im Gleichgewicht zu halten, Hindernisse zu beseitigen, vor weltlichen Einflüssen zu schützen und von der Unwissenheit zu befreien. Sie soll zu zeitloser Musik, Poesie und Kunst auf besonders feinem Niveau anregen. Ihre Bhakti Energie wird durch die Kundalini Shakti unterstützt, die im Anahata Chakra als meditierende Göttin im Lotossitz auftaucht und als personifizierte Hingabe zum Aufstieg in höhere Bewusstseinsebenen inspiriert.

Das Anahata Chakra steht für Liebe, Freude, Mitgefühl, Einfühlungsvermögen, Uneigennützigkeit, Frieden, Harmo nie, Reinheit, Klarheit, Vergebung, Geduld , Freundlichkeit und für unser Innerstes, unsere Seele. Es wird als Sitz von Jivatman und Parashakti betrachtet und in den Upanishaden als kleine Flamme im Herzen beschrieben. Wir sehnen uns nach einer Vision des Göttlichen und in dem Gefühl, ein Instrument Gottes zu sein, öffnen wir uns ganz dem Dienst an der Schöpfung. Dieses Zurücktreten des Egos steht im Zusammenhang mit der Auflösung von Vishnu Granthi, dem Knoten in der Sushumna oberhalb des Anahata Chakras, welcher das Aufsteigen der Kundalini Energie blockiert.

Steht der Herzlotos in voller Blüte, so erfahren wir Wonne (Ananda), bedingungslose Liebe und Hingabe an das, was ist. Wir spüren die Einheit allen Seins und sind mit uns selbst und anderen im Reinen. In Jesus Christus oder auch Hanuman verkörpern sich die höchsten Eigenschaften eines offenen Herzens. Aussagen wie jene aus der Bergpredigt: "Selig sind, die da reinen Herzens sind. Denn sie werden Gott schauen" und "Herr, vergib ihnen, denn sie wissen nicht, was sie tun" zeugen uns Beispiel davon.

Anahata Chakra - das Herzchakra

Hand aufs Herz! - Aktivierung des Anahata Chakras

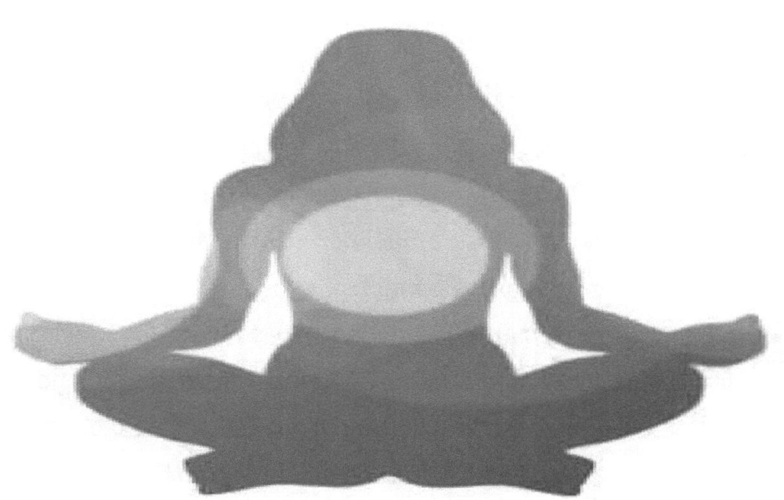

Meditation auf Anahata

Um den Lotos Deines Anahata Chakras erblühen zu lassen, kannst Du Dich von folgenden Vorschlägen inspirieren lassen:

- Yoga Asanas wie Matsyasana , der Fisch, Bhujangasana, die Kobra, Dhanurasana, der Bogen, Kapotasana, die Taube, Ushtrasana, das Kamel, und Halasana, der Pflug üben
- Pranayamas und Mudras wie Wechselatmung, Bhramari, Matsya Mudra, Plavini, Murccha üben
- geführte oder selbst kreierte Herzchakra-Meditationen üben – das kann ein einfaches Hineinspüren und achtsames Atmen im Herzbereich sein, ein Nachsinnen über die Eigenschaften des Herzchakras (Was verbindest Du beispielsweise mit Luft, Wind, Atem, mit den beschriebenen Gottheiten, mit der Antilope?) - Lass die Symbole auf dich wirken, meditiere über sie. Vorstellung einer Ausdehnung Deines Herzens mit jedem weiteren Atemzug, Meditationen zum Thema " Selbstliebe"
- Visualisieren eines Anahata Yantras
- Rezitation von "Yam" und der Bija Mantras der Blütenblätter (Kam, Kham, Gam, Gham, Ngam, Cham, Chham, Jam, Jham, Njam, Tam, Tham)
- Bhakti Yoga, Singen von Herzensliedern, hingebungsvollen geistlichen Liedern, Kirtan, Teilnahme an Satsangs und Verehrungsritualen wie Pujas, Homas etc.
- den Laut "a" tönen (er schwingt und heilt im Brustbereich)
- Lachyoga, Lachen und Lächeln, auch wenn Dir nicht danach zumute ist, denn: Jeder Geste folgt die dazugehörige Emotion!
- Affirmationen wie "Ich bin voller Liebe und Freude" o.ä. (besonders in Momenten der Entspannung)
- Beten mit vor dem Herzen ruhenden Händen
- mit den Händen sinnlich-kreativ arbeiten (z.B. Mandalas malen, eine Herzensmahlzeit zubereiten)

- ehrliche und liebevolle Berührungen und Umarmungen empfangen und geben
- Arbeit mit Klangschalen
- Spaziergänge und Meditationen sowie verbindende Rituale in der Natur machen und hier besonders die Weite des Himmels in sich aufnehmen
- leichte vegetarische oder vegane Ernährung (besonders Obst, Gemüse, Sprossen und Keime, Salate, essbare Blüten, frische grüne Kräuter, duftende Blütentees, Rosenwasser), Fastenkuren
- Dein Zuhause spiritualisieren, indem Du z.B. Mandalas aufhängst, Dir einen Bereich zum Beten und Meditieren bzw. Praktizieren von Yoga einrichtest mit einem Altar, an dem Du selbst kleine Verehrungsrituale durchführst
- die Kraft von Steinen (z.B. Smaragd, Jade, Rosenquarz) nutzen
- die Kraft von Aromen (z. B. Rose, Kardamon, Jasmin) und Bachblüten (z.B. Impatiens, Olive, Sweet Chestnut, Star of Bethlehem) nutzen
- Räuchern (z.B. mit Rose, Beifuß, Weihrauch, Iriswurzel, Myrrhe, Melisse, Zimt, N elke, Kardamom, Sandelholz, Süßholz)
- hellsichtige Menschen konsultieren
- Rückführungsarbeit

Meditationen für das Anahata Chakra

Herz-Chakra-Meditation aus dem Kundalini Yoga

Meditationsanleitung von Swami Nirgunananda

Bei dieser Meditation ist es wichtig und hilfreich, wenn du deine Wirbelsäule gut aufgerichtet hast, den Brustkorb nach vorne öffnest, die Schultern nach hinten unten sinken lässt, so dass sich der Brustkorb gut öffnen kann, das Herz weit und offen ist. Dann gehe mit deiner Achtsamkeit und Konzentration in das Herzchakra – Anahata Chakra – das Energiezentrum in der Mitte der Brustwirbelsäule bis nach vorn in die Mitte der Brust ausstrahlend. Du kannst dort einfach nur mit deiner vollen Achtsamkeit und einpünktigen Konzentration bleiben und dieses Energiezentrum mit aller Aufmerksamkeit spüren und wahrnehmen, oder du kannst diese Konzentration mit verschiedenen weiteren Elementen als Konzentrationshilfe verbinden.

Lasse den Atem in deiner Vorstellung durch dieses Herzzentrum fließen – einatmen zur Mitte des spirituellen Herzens in der Mitte der Brust; ausatmen, dabei vom Herzen her weit werden.

Wenn du visuell orientiert oder begabt bist, stelle dir dort einen strahlenden sechszackigen blauen Stern vor, umgeben von 12 roten Blütenblättern. Das Herzchakra steht für das Luftelement. Du kannst dir jetzt vorstellen, dass von diesem blauen sechszackigen Stern ein starker Wind in alle Richtungen bläst und alle Unreinheiten, alle Blockaden, alles Belastende aufwirbelt und wegweht. Das Luftelement steht für Qualitäten wie Leichtigkeit, Freiheit, Flexibilität, Toleranz, Verständnis, Schnelligkeit. Du kannst dir jetzt vorstellen, wie sich die 12 roten Blütenblätter mehr und mehr öffnen und entfalten und dabei diese Eigenschaften in dir stark werden lassen:

Leichtigkeit ... Freiheit ... Beweglichkeit ... Flexibilität ... Toleranz ... Verständnis ... Schnelligkeit ... Offenheit ... Weite, sowohl Weite des Herzens wie des geistigen Horizonts ... Herzensverbindung ... Feinfühligkeit ...

Behalte weiter diese Vorstellung bei: strahlender blauer sechszackiger Stern im Herzen, umgeben von 12 Blütenblättern, die sich mehr und mehr öffnen und ausstrahlen. Oder spüre mit deiner ganzen Konzentration hinein, lasse den Atem durch das Herzchakra hindurch fließen und spüre, wie sich diese Qualitäten in dir entfalten.

Anahata-Chakra-Meditation mit Sukadev

Lotos-des-Herzens-Meditation

Meditationsanleitung von Swami Nirgunananda

Ich lade dich ein zur Meditation über "den Lotos des Herzens". In den indischen Schriften wird mehrfach auf diese Symbolik des Lotos im Herzen Bezug genommen. In der Narayana Upanishad etwa heißt es sinngemäß:

"In der Mitte deines Körpers, im makellosen Lotos des Herzens, ist die Wohnstätte des Höchsten Seins in Form von strahlendem Licht.

Geh dorthin und erfahre Gott in Form von innerem Frieden, unvergänglichem Glück und tiefer Stille."

Konzentriere dich also zunächst auf dein Herz, spirituelles Herz, in der Mitte der Brust. Stelle dir jetzt dort eine wunderschöne Lotosblüte vor – ähnlich wie eine Seerose – die zunächst noch geschlossen ist, als Knospe. Der Lotos gilt als Symbol der höchsten Verwirklichung – Wassertropfen perlen daran ab, benetzten nicht. Im Narayana Suktam, einer Hymne an Gott, das Höchste, als Ur-Intelligenz, als Urwesen in und hinter der Schöpfung, heißt es: "Diese Lotosblüte umschließt einen feinen Raum, in dem die Grundessenz aller Dinge vorhanden ist. In diesem Raum im Herzen befindet sich das Feuer der Unvergänglichkeit und Allwissenheit." Jetzt sieh, wie unter deiner Achtsamkeit und Konzentration diese Lotosblüte ihren Kelch allmählich mehr und mehr entfaltet, eine wunderbare, zarte strahlende Blüte wird.

Im Inneren der Blüte siehst du ein kleines Licht, eine kleine Flamme. Konzentriere dich auf dieses Licht, umgeben von den zarten Blütenblättern des Lotos. Lasse durch deine Konzentration das Licht immer stärker werden, immer strahlender. Es züngelt in alle Richtungen, schaut überall hin und nimmt die Nahrung auf, die ihm gereicht wird. Die Strahlen dehnen sich weit nach allen Seiten, nach oben und nach unten aus und erwärmen den ganzen Körper vom Kopf bis zu den Füßen. Strahlend wie das Aufleuchten des Blitzstrahls in blauen Wolken; schlank, goldgelb wie die Ähren des Getreides; fein wie das winzigste Atom, so herrlich glüht dieses Licht.

In der Mitte dieser Flamme wohnt das Höchste Selbst, das Unvergängliche, das Absolute, das aus sich selbst existierende Wesen in Form von tiefem Frieden und immerwährendem inneren Glück, unabhängig von äußeren Umständen. Gehe in diesen inneren Frieden und das innere Glück, das du dauerhaft nur dort, in dir, finden kannst, in der Stille.

Herzensübung-Meditation mit Sukadev

Lotosmeditation zur Entfaltung von Herzenseigenschaften

Meditationsanleitung von Swami Nirgunananda

Wenn du ein Bild einer Lotosblüte oder einer Seerose hast, kannst du das Bild vor dich hinlegen und während der ersten Schritte dieser Meditation das Bild fixieren. Die Meditation ist aber auch sehr gut möglich ohne Bild, indem du dir nur in deiner Vorstellung eine wunderschöne Lotosblüte oder Seerose visualisierst.

Sitze aufrecht und gerade für die Meditation. Richte dich auf deinem Kissen, deiner Decke so ein, dass du bequem, fest und bewegungslos sitzen kannst. Entspanne die Körperteile so weit wie möglich. Halte die Wirbelsäule aufrecht. Die Augen sind sanft geschlossen.

Du kannst im ersten Schritt deiner Meditation die Augen nochmals öffnen und dir dein Lotosbild anschauen. Oder ohne Bild bei geschlossenen Augen deine Lotosblüte visualisieren.

Falls du ein Bild anschaust: Richte deinen Blick ganz weich und sanft und möglichst ohne zu blinzeln eine Weile auf dein Bild. Lass dabei die Schönheit, Unberührtheit, die wunderbare Öffnung des Lotos ganz auf dich wirken. Dann schließe sanft die Augen. Visualisiere weiter diese Lotosblüte vor deinem inneren Auge und lass sie intuitiv auf dich wirken. Jetzt gehe mit deiner Achtsamkeit und Konzentration in dein Herz, ins spirituelle Herz in der Mitte der Brust. Bringe entweder nur deine Achtsamkeit dort hin, spüre dort hin oder, wenn dir das Visualisieren leicht fällt, visualisiere dir dort diese wunderschöne Lotosblüte. Noch im geschlossenen oder halb geschlossenen Zustand. Während der weiteren Meditation lässt du diese Blütenblätter allmählich sich weiter und weiter entfalten.

In der Narayana Upanishad heißt es sinngemäß:

"In der Mitte des Körpers ist der makellose Lotos des Herzen. Dort ist die Wohnstätte des höchsten Wesens in Form von Frieden und Glück und höchster Wonne. Geh' dorthin, wenn du immerwährendes Glück und Frieden erfahren willst."

Bleibe mit deiner ganzen Achtsamkeit und Aufmerksamkeit zentriert im Herzen. Spüre und visualisiere dort diese wunderschöne, zarte, reine, unberührte Lotosblüte deines Herzens und dann lasse sie langsam Blütenblatt für Blütenblatt sich entfalten. Spüre und visualisiere: Ein Blatt nach dem anderen öffnet sich, strahlt. Über das ganze Herz, den ganzen Körper, darüber hinaus. So entfalten sich all diese Herzenseigenschaften in dir. Dein Herz ist offen, weit, bereit zu empfangen und zu geben. Lass mehr und mehr den Lotos deines Herzens sich entfalten. Das Strahlen der Blütenblätter wird stärker und stärker.

Eine Weile Stille, ca. 5 – 10 Minuten.

Wenn dich die obigen Schritte sehr berühren, kannst du auch während der ganzen weiteren Meditation bei dieser Konzentration bleiben und den unteren Schritt weglassen. Ansonsten gehe zum Schluss der Meditation nochmals in die Mitte. Jetzt gehe in die Mitte deiner Lotosblüte.

"In der Mitte des Körpers ist der makellose Lotos des Herzen. Dort ist die Wohnstätte des höchsten Wesens in Form von Frieden und Glück und höchster Wonne. Geh' dorthin, wenn du immerwährendes Glück und Frieden erfahren willst."

Sei ganz zentriert in dieser Mitte. Spüre diesen ursprünglichen Wesenskern in dir. Die Quelle allen Seins.

5 - 10 Minuten Stille. OM

Anahata-Chakra-Rosen-Meditation mit Sukadev

Anahata-Chakra-Erd-Himmel-Meditation

Nutze die Energie von Mutter Erde, um dein Herzchakra zu aktivieren. Und nachdem du die Erdenergie zum Herzen gebracht hast, lass die Herzensenergie nach oben über die Scheitelgegend zum Himmel ausstrahlen. Du kannst das verbinden mit einem Mantra oder auch mit einer Baum-Visualisierung. Sukadev und Saradevi leiten dich zu dieser Anahata-Chakra-Erd-Himmel-Meditation aus dem Kundalini Yoga.

Anahata-Chakra-Rosen-Meditation

Heinz Grill: Meditation über das Anahata Chakra

Der Yogalehrer Heinz Grill gibt eine ausführliche Meditationsanleitung mit Überlegungen zur Bedeutung des Anahata Chakras unter dem Hauptstichwort **Herzzentrum**.

Anahata Chakra anāhata cakra Aussprache

Hier kannst du hören, wie das Sanskritwort Anahata Chakra, anāhata cakra ausgesprochen wird:

Anahata Chakra Bija Mantra Rezitationen

Um das Anahata Chakra zu aktivieren, kannst du die zu diesem Chakra gehörigen Bija Mantras rezitieren. Hier Video Anleitungen dazu:

Siehe auch

- Shat Chakra Nirupana
- Hrid Chakra
- Anahata
- Anahata Klänge
- Anahata Nada
- Chakra
- Herz
- Herzensgebet
- Goraksha Shataka
- Kundalini Yoga

- Bhakti Yoga
- Hingabe
- bedingungslose Liebe
- Vishnu Granthi
- Astralkörper
- Feinstoffkörper
- Nadi
- Bija Mantra
- Tattwa
- Yantra
- Mahar Loka
- Sukshma Sharira
- Kosha
- Konzentration
- Innenschau
- Kontemplation
- Versenkung
- Meditationsforschung
- Meditationslehren
- Wissenschaftliche Studien Meditation
- Sanskrit Kurs Lektion 82

Literatur

- Harish Johari: *Chakras: Die klassischen Grundlagen und die Praxis der Energieumwandlung*, Kailash, 2008
- Caroline Myss: *Chakren - die sieben Zentren von Kraft und Heilung*, Droemer Knaur, 2000

- Brenda Davies: *Chakras: Tore zur Seele*, Heyne Verlag, 2007
- Kalashatra Govinda: *Chakra-Praxisbuch*
- Swami Saradananada: *Chakra Meditation. Discover Energy, Creativity, Focus, Love, Communication, Wisdom, and Spirit*
- Swami Satyananda Saraswati: *Kundalini Tantra*
- Sukadev V. Bretz: *Die Kundalini-Energie erwecken*, Hugendubel, 2007
- Swami Sivananda: *Kundalini Yoga*
- Swami Vishnudevananda: *Meditation und Mantras*
- Swami Satyananda Saraswati: *Asana Pranayama Mudra Bandha*
- *Das Yoga-Lexikon* von Wilfried Hunzermeyer, Edition Sawitri.
- *Spirituelles Wörterbuch Sanskrit-Deutsch*von Martin Mittwede, Sathya Sai Vereinigung e.V.

Weblinks

- Artikel über Anahata Chakra im Yoga Vidya Blog
- Anahata Chakra
- CD-Tipp: Karunesh - Heart Chakra Meditation
- Chakra Portal
- Chakras, Energie-Zentren
- Die yogische Chakrenlehre – Weg zur ganzheitlichen Entwicklung der Persönlichkeit Teil 1
- Prana und die 7 Chakras
- Chakra Meditation
- Yoga und die Chakras
- Die sieben Chakras und ihre Entsprechungen
- Prana, Nadis und Chakras

- Depression: Chakra-spezifische Ursachen
- Die Vokal Atmung
- Kanda
- Kundalini-Erweckung
- Kundalini Yoga Portal
- Prana Portal
- 3 Körper und 5 Hüllen
- Yogatherapie Portal
- Umfangreiche Portalseite zum Ayurveda
- Meditation-Videos im Yoga Vidya Forum

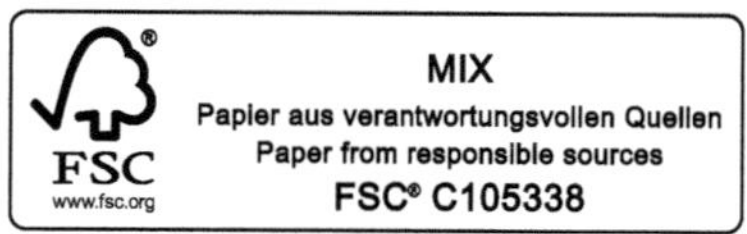

Printed by Books on Demand GmbH, Norderstedt / Germany